ALTERNATIV HEILEN

Herausgegeben von Gerhard Riemann

Dr. med. Ulf Böhmig, Jahrgang 1931, ist Arzt und Autor einer ganzen Reihe naturheilkundlicher Sachbücher. Bereits während seines Studiums entwickelte er ein ausgeprägtes Interesse für natürliche Therapieformen, die an der Universität nicht berücksichtigt wurden: Homöopathie, Chiropraktik, Pflanzenheilkunde, Wasserheilverfahren, Diätetik u. a. Seit mehr als 20 Jahren ist Dr. Böhmig in der Praxis in täglichem Kontakt mit seinen Patienten. Besonderen Wert legt er auf das intensive Gespräch zwischen Arzt und Patient, das er als ganz wesentlichen Bestandteil seiner Therapie ansieht.

Von Ulf Böhmig sind außerdem erschienen:

Kopfschmerz und Migräne (Band 76045)
Rückenschmerzen, Bandscheibenleiden und Ischias (Band 76046)

Dieses Buch wurde auf chlor- und säurefreiem Papier gedruckt.

Vollständige Taschenbuchausgabe August 1994

Lizenzausgabe mit freundlicher Genehmigung des ORAC Verlages, Wien

Umschlagillustration Susannah zu Knyphausen, München
Satz Franzis Druck, München
Druck und Bindung Elsnerdruck, Berlin
Printed in Germany
ISBN 3-426-76047-9

5 4 3 2 1

Dr. med. Ulf Böhmig

Die alternative Hausapotheke

Die wichtigsten natur-
heilkundlichen Mittel und
ihre Heilwirkungen

Knaur®

Meinem Freund Leo gewidmet

Inhaltsverzeichnis

be[illegible] [illegible]
[illegible]
[illegible]
wi[illegible] [illegible]
d[illegible] [illegible]
te[illegible] [illegible]
Bl[illegible] [illegible]
s[illegible] [illegible]
[illegible]
s[illegible] [illegible]
sc[illegible]

Die M[illegible] [illegible]
a[illegible] [illegible]
M[illegible] [illegible]
Breite [illegible]
me[illegible] [illegible]
gu[illegible] [illegible]
Pr[illegible] [illegible]
der [illegible]
sich [illegible]
ben[illegible] [illegible]
ein [illegible]
zwei[illegible] [illegible]
Der [illegible]
ner [illegible]
der [illegible]
kom[illegible] [illegible]
ten [illegible]

Dieses Buch

beschäftigt sich mit der Gestaltung einer ausschließlich auf naturnahen Mitteln aufgebauten Hausapotheke. Nach einleitenden Bemerkungen über die allgemeine Gliederung wird das Herzstück jeder Hausapothcke detailliert behandelt: Die Arzneimittel zum Einnehmen. In zehn gesonderten Kapiteln werden die Mittel für den Magen, gegen Blähungen, gegen Durchfallserkrankungen, gegen die Verstopfung, für Leber, Gallenwege und Bauchspeicheldrüse, gegen Schmerzen, gegen Erkältungskrankheiten, zur Entschlackung und für bewährte Familienmischungen beschrieben.
Die Mittel selbst entstammen zum größeren Teil, aber nicht ausschließlich dem Pflanzenreich. Es wurden nur milde Mittel ausgewählt, mit möglichst großer therapeutischer Breite – das ist der Abstand von der gerade schon wirksamen Dosis bis zur bereits giftigen. Die Gefahr einer Schädigung ist dadurch äußerst gering. Trotzdem sind mögliche Probleme der Handhabung oder der Dosierung stets gesondert behandelt. Ebenso wird der Leser auf nutzbringende, sich bei der Beschreibung der verschiedenen Leiden ergebenden Gedankengänge aufmerksam gemacht: daß auch ein mildes und ungefährliches Arzneimittel oft nur die zweite Wahl sein kann, der zweite Schritt der Behandlung. Der erste Schritt, als Basis der Behandlung, liegt dann in einer gezielten Änderung der Lebensweise, wobei manchmal der Ernährung der größere therapeutische Stellenwert zukommt, manchmal der Bewegung und manchmal geeigneten Maßnahmen für Abhärtung und Widerstandskraft. Dar-

auf wird ebenso eingegangen wie auf Fragen der Ernsthaftigkeit von »meist, aber nicht immer« harmlos verlaufenden Erkrankungen.
Die Notwendigkeit von besonderer Ordnung in den einzelnen Abteilungen einer Hausapotheke sowie von eindeutigen Erinnerungshilfen wird betont. Über 70 Musteretiketten sind abgebildet. Sie sollen dem Leser die Beschriftung seiner Packungen erleichtern und ihm dadurch den richtigen Einsatz seiner Mittel gewährleisten.
Das abschließende Kapitel beschäftigt sich mit Gurgel- und Mundspülmitteln sowie mit therapeutisch wirksamen Badezusätzen. Bei beiden Gruppen ist der Erfolg in erster Linie davon abhängig, ob man für einen bestimmten Zweck auch die richtige Arznei gewählt hat.

Der Aufbau einer Hausapotheke

Für die erste Hilfe bei Unfällen, für kleinere und größere Unpäßlichkeiten, für die Behandlung bei chronischen Leiden und auch für die Überbrückung der Wartezeit bis zum Eintreffen des Arztes sollte man einige Hilfsmittel für Pflege und Behandlung vorrätig haben.

Dazu dient die Hausapotheke. Ihre Größe und Einrichtung wird sich meist aus den besonderen Bedürfnissen ergeben. Aus der Größe der Familie, aus dem Alter der Familienmitglieder, aus deren speziellen Anfälligkeiten – der eine hat es immer wieder in den Gelenken, der andere leidet oft unter Blähungen. Frauen können regelmäßig ihre Beschwerden während der Monatsblutung haben und wollen deshalb nicht immer wieder von neuem den Arzt aufsuchen; all diese Umstände bestimmen die Zusammensetzung einer Hausapotheke.

Aber auch manches sonst spielt mit: Ist die stets erreichbare Apotheke gleich um die Ecke, oder wohnt man im Einschichthof? Gibt es »Pflegefälle« in der Familie, oder strotzen alle vor Gesundheit? Je nachdem benötigt man für seine »alternative Hausapotheke« ein kleines Kästchen oder einen großen Schrank. Wenn jemand sich von den Vorteilen vorbeugender Maßnahmen überzeugt hat, Kneippianer geworden ist und Heilbäder und Güsse liebt, dann hat sich seine Hausapotheke auch auf das Badezimmer ausgedehnt. Wer einmal den feinen Geschmack und die gesunderhaltende Wirkung von Haus- und Familien-Kräutertees kennengelernt hat, der bezieht auch die Küche mit ein. In jedem Fall aber müssen die eigentlichen Arzneien so sicher untergebracht sein, daß Kinder damit nicht spielen können. Das Kästchen oder der Schrank sollte gut versperrbar sein, denn selbst wenn man die Hausapotheke ausschließlich auf Naturmitteln aufbaut – irgend etwas Giftiges ist immer dabei.

Eine Hausapotheke, die alles enthält, was notwendig ist oder sein kann, teilt man am besten nach folgenden Richtlinien ein:

1. Verbandmaterial für alle Fälle

In diesem Abteil der Hausapotheke befinden sich

- Mullbinden in verschiedener Breite,
- Heftpflaster und Schnellverband,
- Leukoplast in verschiedener Breite,
- elastische Binden (10 cm Breite),
- Verbandmull,
- Verbandwatte,
- Zellstoff,
- Brandbinden,
- Dreiecktücher.
- Dazu Verbandschere, normale Pinzette und Splitterpinzette, 1 Satz Sicherheitsnadeln, 1 Satz Bandagenhaften, 1 Satz Holzspatel, 1 Satz Stieltupfer.

2. Material für die Krankenpflege

- Fieberthermometer (2 Stück, damit man gleichzeitig die Achsel- und die Mastdarmtemperatur messen kann, wichtig unter anderem bei Blinddarm-Verdacht),
- Badethermometer,
- Wickeltücher verschiedener Größe und Art – grobes Leinen, feines Leinen und Flanell,
- Gummiunterlagen,
- Irrigator für Einläufe und Spülungen,

- Wärmeflaschen,
- Eisbeutel,
- Schnabeltasse.
- Dazu Handwaschbürsten, Desinfektionslösung, Medizinalseifen, Waschalkohol, Franzbranntwein.

3. Arzneimittel zum Einnehmen:

Hier unterteilt man exakt nach Wirkungsgebiet:

1. Mittel gegen Schlafstörungen, Streß und Nervosität
2. Mittel für den Magen
3. Mittel gegen Blähungen
4. Mittel gegen Durchfallserkrankungen
5. Mittel gegen die Verstopfung
6. Mittel für die Leber, die Gallenwege und die Bauchspeicheldrüse
7. Mittel gegen Schmerzen
8. Mittel gegen Erkältungskrankheiten und Grippe
9. Mittel für Herz und Kreislauf
10. Mittel zur Entschlackung und Entgiftung, Familienmischungen

Hier ist das Herz der Hausapotheke. Die einzelnen Punkte, in obiger Reihenfolge, entsprechen auch den nächsten Kapiteln dieses Buches. Zu den Mitteln, welche sich hier befinden, sollte man ein echtes Nahverhältnis entwickeln. Man sollte über ihre Wirkung ausreichend Bescheid wissen, über allfällige Nebenwirkungen, Gegenanzeigen, über die richtige Dosierung. Wenn man sich bei den äußerlich anzuwendenden Mitteln einmal vergreift, dann hat man zwar den erwünschten therapeutischen Effekt nicht ganz erreicht, großen Schaden hat man sich meist nicht zugefügt. Bei den Arzneimitteln zum Einnehmen ist es schon ein gröberer Mißgriff, wenn man ein Mittel für die Leber mit einem gegen Erkältungskrankheiten verwechselt, und wenn man Stopf- und Abführmittel vertauscht, dann ist natürlich der Teufel los. Deshalb sind genaue Ordnung und auch präzise Beschriftung so wichtig.

Bei den Teesorten bedient man sich eines genügend großen Etiketts – bei nicht zu großer Handschrift genügt ein Format von 7 mal 5 cm – und beschriftet von oben nach unten:

1. *Die beteiligten Pflanzen* mit Angabe des verwendeten Pflanzenteiles und das Verhältnis der Mischung, falls eine solche besteht.

2. *Die Hauptwirkrichtung*, eventuell ergänzt durch eine Neben- oder Zusatzwirkung, z. B. Magen-Übelkeit (Pfefferminzblätter), magenentzündungshemmend (Kamillenblüten), oder Magenübersäuerung/Bronchitis (isländisches Moos).

3. *Die Dosis.* Bei Einzelpflanzen gibt es eine Einzeldosis und eine Mischdosis. Ein Beispiel: Tausendguldenkraut – Einzeldosis: 2 Teelöffel; wenn man einen Tee allein aus dem Tausendguldenkraut zubereitet. Mischdosis: $^1/_2$ – 1 Teelöffel; wenn man das Tausendguldenkraut mit anderen Pflanzen mischen will. Bei fertigen Mischungen fällt diese Zusatzangabe meist aus.

4. *Die Zubereitung.* In den meisten Fällen durch Überbrühen mit siedendem Wasser = Infus oder Aufguß. Das ist in der Regel bei den zarten Pflanzenteilen richtig: Blüten, Blätter, Kraut, Samen (Früchte). Es gibt Ausnahmen, z. B. das Mistelkraut: dieses wird in kaltem Wasser ausgezogen = Mazerat oder Kaltwasserauszug. Diese Art der Zubereitung verwendet man ansonsten bei schleimhaltigen Pflanzen und bei der Baldrianwurzel. Oder das Erdrauchkraut: Dieses wieder wird in kaltem Wasser angesetzt, zum Sieden erhitzt

und nach kurzem Aufwallen vom Herd genommen. Das ist bereits ein Dekokt oder eine Abkochung, wie man sie sonst mit den harten Pflanzenteilen durchführt: mit Hölzern, Rinden und Wurzeln. Bei Gemischen richtet man sich gewöhnlich nach dem zartesten Mitbestandteil – in den weitaus meisten Fällen also wird überbrüht. Man läßt gewöhnlich 10 Minuten lang ziehen. Eine Ausnahme ist der Weißdorn: 15 – 20 Minuten – Untersuchungen haben ergeben, daß beim Weißdorntee erst nach dieser Zeit der ausreichende Gehalt erreicht ist. Bei den kieselhältigen Pflanzen (Zinnkraut, Hohlzahn, Vogelknöterich) läßt man etwas Honig oder Zucker mitziehen. Die Kieselsäure wird dann bedeutend besser abgegeben. Üblicherweise werden die fertigen Teezubereitungen nicht gesüßt. Ausnahmen sind die Brusttees gegen Husten und Heiserkeit = Species pectorales. Bei ihnen wird das Süßen mit Honig als wirkverstärkend meist eigens empfohlen. Getrunken wird ein fertiger Tee »diätetisch«, wie Sebastian Kneipp sagt: in kleinen Schlucken, bedachtsam, »vor allem in größtmöglicher körperlicher und seelischer Ruhe und einer inneren seelischen Verfassung, die ganz auf die Überwindung der Krankheit eingestellt ist« (R. F. Weiss). Besondere Angaben wie »vor«, »zu«, »nach den Mahlzeiten« schließen die eigentliche Information auf dem Etikett ab.

Bei Tinkturen und Tropfen ist die Vorgangsweise, dem Material entsprechend abgewandelt, im Prinzip dieselbe. Einzeldosis und Mischdosis werden als Tropfenzahl angegeben. Diese werden meist in Wasser oder in einem Tee genommen, wobei sich Fenchel, Minze und Melisse besonders eignen.

Schließlich führt man noch das Datum an. Bei Teemischungen und offenen Tinkturen ist es das Verpackungsdatum, bei Originalflaschen (Pflanzentinkturen, homöopathische

Dilutionen) das Datum des ersten Gebrauches. Wie lange hält sich die Ware? In verschlossener Originalflasche viele Jahre lang. Wenn die Flaschen einmal geöffnet sind, sollte man jährlich austauschen bzw. erneuern. Bei den Pflanzen für Tees und Teemischungen hängt es sehr von der Verpackung ab. Je intensiver eine Pflanze in getrocknetem Zustand riecht, um soviel mehr an Duftölen enthält sie und desto dichter verschlossen muß man sie aufbewahren. Hier sind Steingutbehälter oder gut verschließbare Blechdosen am besten. Ansonsten tun es auch starke Papiertüten. Sicher geht man in jedem Fall, wenn man auch hier das Material nicht länger als ein Jahr hortet.

Beispiele für Etiketten:

Kamillenblüten	**Enzian-Tinktur**
Magen – entzündungshemmend Einzeldosis: 2 Teelöffel Mischdosis: $^1/_2$ – 1 Teel. Überbrühen/gedeckt ziehen Datum:	Magenschwäche/Appetit Einzeldosis: 20 Tropfen Mischdosis: 10 Tropfen in Wasser oder kühlem Tee vor dem Essen/kleine Schlucke Datum: . . . . . .

Manche der Einzelmittel sind voretikettiert, z. B.: CEPA D 2, Dil. 50 ml
Solche Etiketten ergänzt man. Es ist auch meist absichtlich dafür freier Raum belassen. Im obigen Fall:
»Zwiebel D 2, Schnupfen/Widerstandskraft, 3x 15 Tropfen, 1. 3. 1985.«
Im Verlauf des Buches werden bei allen vorgeschlagenen Mitteln die Fragen der jeweiligen Etikettierung speziell be-

sprochen. Das ist, wie sich erst kürzlich wieder einmal bestätigte, von nicht zu unterschätzender Wichtigkeit: Bei einer Sondermüll-Sammlung in Klagenfurt wurden nicht weniger als zwei Tonnen Medikamente abgegeben. Zum guten Teil, weil die Besitzer ihre Mittel nicht mehr einordnen konnten.

Schließlich gibt es in einer guten Hausapotheke noch ein viertes Abteil.

4. Mittel für die äußerliche Anwendung

Verschiedene *Salben* (Wundsalben, Hautsalben, Kühlsalben, Zugsalben, entzündungshemmende Salben).

Einreibungen verschiedener Art, antirheumatische Pflaster.

Gurgelmittel.

Im weiteren Sinn gehören dazu: *Badezusätze, Heublumenkissen.* Allenfalls auch Kneipp-Behelfe wie Kneippschlauch, Zuber für Wechselbäder, Einrichtungen für Sitzdämpfe usw. Damit beschäftigt sich ein eigenes Kapitel.

Mittel gegen Schlafstörungen, Streß und Nervosität

Um Schlaf zu finden oder um nagende Nervosität zu verlieren, nehmen heute viele Menschen – sicherlich allzu viele – ein synthetisch-chemisches Mittel. Ein Benzodiazepin, ein Methaqualon, ein Barbiturat usw., wie man das chemische Grundgerüst der verschiedenen Typen eben nennt. Diese Mittel wirken meist sehr gut, das ist keine Frage. Mehr oder weniger intensiv aber bringen sie unerwünschte Nebenwirkungen mit, und wenn man ihre Hilfe lange und regelmäßig genug in Anspruch genommen hat, dann ist man ganz bestürzt, wenn man plötzlich merkt, daß man vergessen hat, die Tabletten in das Reisegepäck zu geben – ein deutliches Zeichen, daß man abhängig geworden ist.

Die Tabletten haben ihre Berechtigung, auch das ist keine Frage; der Arzt kann sie sehr wohl in ein Therapieprogramm einbauen – bei bestimmten echten Erkrankungen. Allzuoft aber werden sie nur als Sorgenbrecher eingesetzt oder um alltagsübliche Nervosität wegzudämpfen. Für diese Zwecke verschreibt sie kein Arzt auf die Dauer gerne, und die Patienten wissen das – deshalb ist auch so manchem der Weg zum Arzt, um ein solches Rezept zu erneuern, regelrecht peinlich. Hier ist der Ruf nach einer wirksamen Alternative mehr als berechtigt, geradezu notwendig. Dabei liegt es auf der Hand, daß man bei einem Mittel nur dann von einer echten Alternative zu den synthetisch-chemischen Medikamenten sprechen kann, wenn es den gewünschten Effekt auf die gesündere Weise bringt.

Was ein alternatives Mittel »können« soll:

1. Es darf keinen Schaden zufügen. Magen, Darm, Herz, Leber, Nieren usw. sollen auch nach längerem Gebrauch nicht angegriffen werden.
2. Es soll unser Entgiftungssystem wenig beanspruchen. Schlafmittel z. B. sollen keinen »hang over«-Effekt mitbringen (Benommenheit und Müdigkeit am nächsten Tag) – durch verzögerten Abbau des Mittels. Auch nicht bei älteren Menschen.
3. Es soll eine große therapeutische Breite haben. Man versteht darunter den Abstand von der gerade schon wirksamen bis zur bereits giftigen Dosis eines Mittels. Je größer die therapeutische Breite, desto unproblematischer das Mittel. Überdosierungs- und Vergiftungsgefahr sind entsprechend gemindert. Das ist bei Hausmitteln schon an sich von Wert, bei Schlafmitteln aber von ganz besonderer Bedeutung.
4. Es soll keine Abhängigkeit entstehen. Auch nicht in der Form, daß nach Absetzen des Mittels die Beschwerden größer werden, als sie es waren, ehe bzw. weswegen man das Mittel genommen hat. Es ist dies ein häufiger Pferdefuß mancher chemischer Schlaf- und Beruhigungsmittel (»das Mittel erfordert sich selbst«).
5. Es soll zu keiner unliebsamen Verstärkung der Wirkung kommen, auch wenn man das alternative Mittel mit einem wirkungsgleichen synthetisch-chemischen zur selben Zeit einnimmt. Das ist sehr wichtig, denn die Praxis hat gezeigt, daß oft nur auf diese Weise das allmähliche Umsteigen auf die gesündere Alternative möglich ist.

Alle diese Punkte werden von einer ganzen Reihe pflanzlicher Mittel – solche kommen ja in erster Linie als gesündere Alternative in Frage – vollinhaltlich erfüllt. Man faßt diese Pflanzen in der Gruppe der sogenannten Mite-Phytotherapeutika zusammen. Das heißt wörtlich: »milde« oder »sanfte« Pflanzenheilmittel und bedeutet, daß sie weitgehend nebenwirkungsfrei und auch ansonsten unbedenklich sind (im Unterschied zu den Forte-Phytotherapeutika, den »starken« Mitteln, wie Fingerhut oder Tollkirsche). Ob ein Mite-Phytotherapeutikum auch wirkt, hängt in erster Linie von der Wahl der richtigen Pflanze ab. Sie muß zum Beschwerdemuster des Patienten passen.

In Wirklichkeit ist das Auffinden der im persönlichen Fall richtigen Pflanze oder des richtigen Pflanzengemisches recht einfach; man muß nur einige Zusammenhänge kennen: Wenn man zum Beispiel nicht einschlafen kann, weil man dauernd an den kommenden Tag denken muß, dann hilft Baldrian (nicht aber Hafer); kann man nicht einschlafen, weil der vergangene Tag zu aufregend war, dann hilft Hafer (aber nicht Baldrian). Wenn die Gedanken auf gemischte Weise nicht zur Ruhe kommen, wenn die vergangenen und die erwarteten Ereignisse gemeinsam den Schlaf rauben, dann hilft auch bei den Pflanzen das Gemisch – Baldrian + Hafer, 2:1, 1:1, 1:2 – was gerade im Vordergrund steht. Das ist das Prinzip; und dies ist tatsächlich fast das ganze Geheimnis des richtigen Umganges mit den milden Heilpflanzen.

Für das Fach »Mittel gegen Schlaflosigkeit und nervöse Unruhe« unserer alternativen Hausapotheke empfehlen sich in erster Linie fünf Pflanzen. Durch die Verschiedenartigkeit ihrer Hauptwirkrichtungen ergänzen sie sich ganz ausgezeichnet.

1. Baldrian – Erwartungsangst, Grübeln im vorhinein
2. Hafer – Erschöpfung, Grübeln im nachhinein
3. Melisse – grundlose Beklemmung, nervöser Typ

4. Passionsblume – körperliche Verspannung
5. Bittere Orange – seelische Verspannung

Aus diesen fünf Pflanzen wählt man gewöhnlich drei aus. Man trifft damit fast immer die richtige Mischung für die jeweilige persönliche Situation (welche sich ja auch einmal ändern kann). In der Praxis hat sich dabei gezeigt, daß Passionsblume und bittere Orange zweckmäßig von vornherein in die Mischung genommen werden, um den Komplex: körperliche/seelische Verspannung fürs erste abzufangen. Dieser ist ja an den meisten Formen von Schlaflosigkeit und Nervosität beteiligt. Und dazu mischt man dann Baldrian, Hafer oder Melisse – welche gerade am besten paßt.

Anwendungen

A. Man verwendet von allen Pflanzen deren *Tinkturen.* Diese Form ist die einfachste, nimmt am wenigsten Platz weg, und auch mit der Dosierung kommt man am besten zurecht. Hier gibt es:

1. Die *Baldrian-Tinktur* = Tinctura Valerianae
Einzeldosis, d. h. wenn man Baldrian für sich allein nimmt: 40 Tropfen, oder
Dosis beim Hinzumischen: 20 Tropfen
2. Die *Hafer-Urtinktur* = Avena sativa Ø
Einzeldosis: 20 Tropfen
Dosis beim Hinzumischen: 10 Tropfen
Eine gewöhnliche Tinktur ist bei Hafer nicht üblich.
3. Die *Melisse.* Hier nimmt man den Klosterfrau Melissengeist = Spiritus Melissae.
Einzeldosis: 40 Tropfen
Dosis beim Hinzumischen: 20 Tropfen

4. Die *Passionsblumen-Tinktur* = Tinctura Passiflorae
Die Passionsblumen-Urtinktur = Passiflora Ø
Die Dosis ist bei beiden gleich:
Einzeldosis: 40 Tropfen
Dosis beim Hinzumischen: 20 Tropfen
Die Urtinktur ist wesentlich teurer als die gewöhnliche. Dennoch wird sie sich oft auszahlen, da sie als die viel wirkungsvollere Form auch schwere Verspannungen und sogar leichte Schmerzzustände beseitigen kann.
5. Die *Bittere-Orangen-Tinktur* = Tinctura Aurantii amari
Einzeldosis: 20 Tropfen
Dosis beim Hinzumischen: 10 Tropfen

Alles weitere ist einfach. Meist wird man als Basis nehmen: 20 Tropfen *Passionsblumen-Tinktur* oder *Passionsblumen-Urtinktur* + 10 Tropfen *Bittere-Orangen-Tinktur.* Das löst die allgemeine Verspannung.
Und nun fügt man hinzu: 20 Tropfen *Baldrian-Tinktur,* wenn man in ängstlicher Erwartung lebt, weil die Prüfung naht, weil sich das Finanzamt angesagt hat, weil man deshalb unruhig und gedankenflüchtig ist, sich am Tag nicht konzentrieren und in der Nacht nicht schlafen kann.

Oder: 10 Tropfen *Hafer-Urtinktur,* wenn man durch die Anstrengungen des vergangenen Tages erschöpft ist und trotzdem nicht schlafen kann, weil das Abschalten Schwierigkeiten macht, oder weil es Probleme gibt, die einem zu schaffen machen. Wenn man sich tagsüber schwer tut, von einer Konzentration auf die nächste »umzusteigen«, weil die Gedanken nachhängen. Wenn zuviel auf einmal auf einen einstürzt.

Oder: 20 Tropfen *Klosterfrau Melissengeist*, wenn man zu den Mimosen gehört (was ja manchmal vorkommen darf), wenn das Gefühl »es geht nichts mehr, ich kann nicht mehr« melancholische Verzagtheit bewirkt, wenn – sehr typisch für Melisse – sich die Nervosität auf die Organe schlägt: Herz, Magen, Darm, auch eingeschnürter Hals.

Natürlich könnte man die Tinkturen aller fünf Pflanzen in der angegebenen Hinzumisch-Dosis zusammenmischen. Das ist völlig unbedenklich, die hohe Schule der Pflanzenheilkunde aber ist es nicht. Meist auch nicht notwendig, dafür aber teurer. Viel häufiger wird geschehen, daß man seine persönliche Spezialmischung findet. Das ist dann jene, welche dem persönlichen Beschwerdemuster am ehesten entspricht. Dann kann man sich die Kombination in der Apotheke gebrauchsfertig mischen lassen und nur mehr ein Fläschchen mit auf die Reise nehmen. Die Anweisung für den Apotheker dabei ist einfach: Aus dem Tropfen-Verhältnis macht man das Gramm- bzw. Milliliter-Verhältnis, z. B.:
20 g Passionsblumen-(Ur)Tinktur
10 g Bittere-Orangen-Tinktur
20 g Baldrian-Tinktur.

Die Gesamttropfen-Zahl ist jetzt 50, das entspricht gerade einem Kaffeelöffel. Bei diesen Mitteln mit großer therapeutischer Breite braucht man die Tropfen nicht überexakt zu zählen. Und wenn, dann beim ersten Mal, um das Maß kennenzulernen.
Man nimmt die Mischung in einem Glas warmen Wassers oder in einer Tasse Tee – sehr gut eignet sich Fencheltee – abends eine halbe Stunde vor dem Schlafengehen, tagsüber bei Bedarf, auch mehrmals täglich. Benommenheit

oder Reaktionsverlust ist nicht zu befürchten. Diese Mittel erzwingen ja auch nicht den Schlaf wie ein Hypnotikum, sondern sie ermöglichen ihn durch Beseitigung von Hemmnissen.

B. Man kann sich aber auch die Form der *Teezubereitung* für seine Mischungen wählen. Diese Form ist im Geschmack abgerundeter und in der Wirkung oft durchaus zufriedenstellend. Nur den Hafer gibt es als Tee nicht – im Bedarfsfall fügt man die 10 Tropfen Hafer-Urtinktur dem Teegemisch aus den übrigen Pflanzen bei. Auch beim Baldrian ist die Tinktur weitaus üblicher als der etwas umständliche Kaltauszug aus den Wurzeln. Die übrigen Pflanzen aber sind einfach und billig:

1. *Melissenblätter* = Folia Melissae
Einzeldosis: 2 Teelöffel/Tasse
Dosis beim Hinzumischen: 1 Teelöffel/Tasse
2. *Passionsblumenkraut* = Herba Passiflorae
Einzeldosis: 2 Teelöffel/Tasse
Dosis beim Hinzumischen: 1 Teelöffel/Tasse
3. *Bittere Orangenblüte* = Flores Aurantii amari
Einzeldosis: 2 Teelöffel/Tasse
Dosis beim Hinzumischen: 1 Teelöffel/Tasse
Auch die Schale der Bitteren Orange ist wirksam: Bittere Orangenschale = Pericarpium Aurantii amari
Einzeldosis: 2 Teelöffel/Tasse
Dosis beim Hinzumischen: 1 Teelöffel/Tasse.

Die Zubereitung ist bei diesen drei Pflanzen stets die gleiche. Mit kochendem Wasser überbrühen, gut zugedeckt 10 Minuten ziehen lassen. In betont kleinen Schlucken trinken. Da bei diesen Pflanzen die ätherischen = flüchtigen

Öle eine große Rolle spielen und ihre Wirkung bereits von der Mundhöhle aus entfalten, sollte man die Tee-Mischungen nicht süßen. Sonst werden die Geschmackspapillen getäuscht, und es tritt Wirkungsverlust auf. Alle hier erwähnten Zubereitungen wirken auf nüchternen Magen besser. Doch sollte man nach dem Trunk ein kleines Stück Brot essen, insbesondere wenn die Bittere Orange mit in der Mischung ist – dann wird die Wirkung noch gesteigert.

A. *Tropfen* (Tinkturen)

Baldrian-Tinktur

Schlaf und Nervosität
Einzeldosis: 40 Tropfen
Mischdosis: 20 Tropfen
In Wasser oder Tee
Datum: . . . . . .

Hafer-Urtinktur

Schlaf und Nervosität
Einzeldosis: 20 Tropfen
Mischdosis: 10 Tropfen
In Wasser oder Tee
Datum: . . . . . .

Melissengeist

Schlaf u. Nervosität/Magen
Einzeldosis: 40 Tropfen
Mischdosis: 20 Tropfen
In Wasser oder Tee
Datum: . . . . . .

Passionsblumen-Urtinktur

Schlaf und Nervosität
Einzeldosis: 40 Tropfen
Mischdosis: 20 Tropfen
In Wasser oder Tee
Datum: . . . . . .

Passionsblumen-Tinktur

Schlaf und Nervosität
Einzeldosis: 40 Tropfen
Mischdosis: 20 Tropfen
In Wasser oder Tee
Datum: . . . . . .

Bittere-Orangen-Tinktur

Schlaf u. Nervosität/Appetit
Einzeldosis: 20 Tropfen
Mischdosis: 10 Tropfen
In Wasser oder Tee
Datum: . . . . . .

B. *Tees*

Melissenblätter

Schlaf u. Nervosität/Magen
Einzeldosis: 2 Teelöffel
Mischdosis: 1 Teelöffel
Überbrühen/gedeckt ziehen
Datum: . . . . . .

Passionsblumenkraut

Schlaf und Nervosität
Einzeldosis: 2 Teelöffel
Mischdosis: 1 Teelöffel
Überbrühen/gedeckt ziehen
Datum: . . . . . .

Bittere Orangenblüte

Schlaf u. Nervosität/Appetit
Einzeldosis: 2 Teelöffel
Mischdosis: 1 Teelöffel
Überbrühen/gedeckt ziehen
Datum: . . . . . .

Bittere Orangenschale

Schlaf u. Nervosität/Appetit
Einzeldosis: 2 Teelöffel
Mischdosis: 1 Teelöffel
Überbrühen/gedeckt ziehen
Datum: . . . . . .

Mittel für den Magen

»In der Beschränkung auf wenige gute und wirklich erprobte Mittel zeigt sich der Meister auch in der Heilpflanzentherapie«, sagt der Nestor und große Kenner der Pflanzenheilkunde, der deutsche Internist Rudolf Fritz Weiss. Im Hinblick auf eine Hausapotheke gilt dieser Satz in besonderem Maße. Man würde allzuschnell Ordnung und Übersicht verlieren, wollte man alles horten, was empfehlenswert erscheint (und es oft auch wirklich ist). Deshalb muß man bei der Gestaltung einer Hausapotheke ebenso Einkehr üben wie Auskehr. Einkehr, indem man grundsätzlich überdenkt, was man wirklich braucht. Im Haushalt eines Junggesellen, der gelegentlich an Magenübersäuerung leidet, wird sich ein Bitterstoffmittel wie Enzian oder Tausendguldenkraut erübrigen – es würde nur vermodern. Das Isländische Moos hingegen ist für den Junggesellen von Wert, das wird er fallweise brauchen. Und Auskehr übt man an seiner Hausapotheke selbst. Dabei fällt so manches Liebenswerte unter den Rost. Enzian *oder* Tausendguldenkraut heißt hier die Regel, nicht aber Enzian *und* Tausendguldenkraut. Man braucht nicht zwei vom selben Wirkmechanismus.

Wenn man nun in diesem Sinne an den etwa siebzig magenwirksamen Pflanzen eine Sichtung vornimmt, dann reduziert sich das wirklich notwendige Maß auf ganze fünf:

A. Für die momentane Unpäßlichkeit

1. Die Kamille – entzündungshemmend
2. Die Minze – Übelkeit beseitigend
3. Die Melisse – beruhigend

B. Für den kraft- und saftlosen Magen

4. Das Tausendguldenkraut – tonisierend und säurelockend

C. Für den übersäuerten Magen

5. Das Isländische Moos – säurebindend, schleimhautschützend

Dazu kommt die Bittere Orange. Vom Standpunkt des Magens aus gesehen, könnten wir auf sie verzichten. Da sie bereits in unserem Schlaf- und Nervositätsprogramm enthalten ist, nutzen wir sie auch hier: als appetitanregendes Mittel, vor allem für Kinder. Auch die Melisse kennen wir bereits aus unserem Schlaf- und Nervositätsprogramm. Sie ist beidseits geradezu unverzichtbar und hat da wie dort ihren prominenten Platz. Bei Schlaf ebenso wie bei Magen.

Anwendungen

Kamille – Minze – Melisse, diese drei Pflanzen der ersten Gruppe sind imstande, auch Sofortwirkung zu entfalten. Folgende Eigenschaften sind ihnen gemeinsam:

1. die schmerzstillende,
2. die krampflösende,
3. die beruhigende,
4. die blähungswidrige.

Daneben aber hat jede der Pflanzen noch ihre besonderen Eigenschaften:

Die *Kamille* wirkt ausgesprochen entzündungshemmend, wobei einer ihrer Hauptstoffe, das Bisabolol, eine hervorragende Magenschleimhaut-Schutzwirkung gegen allfällige

Belastungen ausübt. Dieser Stoff, den man erst seit 1972 genauer kennt, beugt Magengeschwüren effektvoll vor. Man verabreichte Ratten in entsprechender Dosierung das Indometacin, ein synthetisch-chemisches Anti-Rheumamittel. Daraufhin bekamen sie Magengeschwüre. Gab man aber vor der Indometacindosis das Bisabolol der Kamille oder einen Kamillengesamtextrakt (z. B. Kamillentee), dann blieben die Geschwüre aus. Die Lehre daraus ist einfach: Immer, wenn man ein Anti-Rheumamittel nehmen muß (oder sonst ein Mittel, welches Geschwüre verursachen kann), sollte man auch von der Kamille Gebrauch machen.
Der zweite Hauptstoff der Kamille heißt Cham-Azulen. Er verhilft zu Ausheilung bei bereits bestehenden Geschwüren. Ihn kennt man schon seit 1930, und lange glaubte man, daß er allein für die Wirkung der Kamille verantwortlich sei – bis man das Bisabolol fand. Die Gesamtwirkung der Kamille ist also vorbeugend ebenso wie heilend: vorbeugend durch das Bisabolol, heilend durch das Cham-Azulen. Bei der Kamille müssen wir aber auch eine Vorsichtsmaßnahme anführen: Überlange Kuren mit allzugroßen Dosen täglich kann chronische Bindehautentzündung und Nervosität bewirken. Die Kamille ist kein Jahreinjahraus-Tee.

Bei der *Minze (Pfefferminze)* sticht die Wirkung gegen Übelkeit und Gärungsprozesse hervor. Ihr Hauptwirkstoff, das Menthol), setzt die Empfindlichkeit der Magenschleimhaut gegen Übelkeit auslösende Reize herab. Außerdem hat es desinfizierende Eigenschaften und korrigiert einseitiges Bakterienwachstum, welches zu abnormen Zersetzungsprodukten im Magen führt. Dadurch kann Mundgeruch entstehen. Bei magenbedingtem Mundgeruch also wirkt die Minze nicht durch Übertönung des Duftes, sondern sie hilft auch, die Ursache zu beseitigen. Für diese Magenwirkung braucht man nicht die ganze Minze, das Menthol allein genügt, wie es in den verschiedenen Pfefferminzölen enthalten ist. Für die zweite große Wirkung der Pflanze aber muß man schon die ganzen Blätter verwenden. Denn hier spielen noch andere Stoffe mit: bei der Steigerung von Gallebildung und von Galleflluß. Die große Stärke der unzerteilten Pflanze (des Tees) ist also bei jenen Magenleiden zu suchen, hinter denen sich chronische Gallenwegserkrankungen verbergen. Solche sind weniger durch ausgeprägte Schmerzhaftigkeit charakterisiert, mehr durch dumpfes Völlegefühl mit dem Empfinden, man habe einen Stein im Magen.

Bei der *Melisse* wieder steht die beruhigende und krampfstillende Wirkung im Vordergrund. Im Unterschied zu Kamille und Pfefferminze, bei denen es besonders hervorstechende Wirkmoleküle gibt, sind es bei der Melisse mindestens fünf einander verwandte Stoffe, die nur in ihrer unzerteilten Gesamtheit die typische Melissenwirkung entfalten. Das sind die Duftöle Citronellal, Citral, Citronellol, Linalool und Geraniol. Die Namen deuten den zitronenartigen Geruch der Melisse an. Deshalb nennt man sie auch »Zitronenmelisse«. Diese also ist genau das gleiche wie die Melisse, und keine Unterart. Aber auch das hauptsächlich in Java kultivierte Zitronellgras enthält dieselben Duftöle wie die Melisse. Aus dem Zitronellgras wird der Karmelitergeist hergestellt: mit Zimt, Muskat und Nelke als Zusatz. In der Wirkung sind beide als gleichwertig anzusehen, der Klosterfrau Melissengeist (Spiritus Melissae) und der Karmelitergeist (Spiritus Melissae compositus), auch wenn sie von verschiedenen Pflanzen kommen.

Die Wirkung von Melisse oder Zitronellgras ist sehr breit angelegt. Das liegt daran, daß sie an einer ganz bestimmten Stelle im Gehirn angreifen, dort, wo die vegetativen Funktionen des Körpers gesteuert werden und wo auch die Abschirmung gegen allzu starke Reize geregelt wird. Es gibt Menschen, bei denen diese Stelle – das sogenannte limbische System – perfekt arbeitet. Solche Menschen haben die berühmte Elefantenhaut und brauchen keine Melisse. Den vielen anderen aber, denen sich ein allzu lautes Geräusch oder eine unglückliche Nachricht sehr auf den Magen (auf das Herz oder auf sonst ein Organ) schlägt, kann die Melisse eine echte Hilfe sein. Natürlich spielt dabei eine Rolle, daß es hier ebenso wie bei Zitronellgras praktisch keine Nebenwirkungen gibt.
Kamille, Minze und Melisse gehören zu jenen Pflanzen, bei denen die Hauptwirkstoffe im ätherischen Öl enthalten sind. Man übersetzt den Begriff am besten mit »Duftöl« (wörtlich wäre »himmlisches Öl«). Duftöle sind flüchtig und entweichen leicht. Deshalb muß man die Teezubereitungen gut gedeckt ziehen lassen. Auch die Aufbewahrung solcher Teesorten sollte unter Luftabschluß – in der Blechdose – erfolgen, damit es zu keinen Wirkstoffverlusten kommt.

1. *Kamillenblüten* = Flores Chamomillae
Einzeldosis: 2 Teelöffel/Tasse
Dosis beim Hinzumischen: $^1/_2$ – 1 Teelöffel/Tasse
2. *Pfefferminzblätter* = Folia Menthae piperitae
Einzeldosis: 2 Teelöffel/Tasse
Dosis beim Hinzumischen: $^1/_2$ – 1 Teelöffel/Tasse
3. *Melissenblätter* = Folia Melissae
Einzeldosis: 2 Teelöffel/Tasse
Dosis beim Hinzumischen: $^1/_2$ – 1 Teelöffel/Tasse

Alle drei Pflanzen lassen sich untereinander und auch mit anderen Mitteln gut mischen. Am einfachsten und mit breiter Wirkung ist die Mischung zu gleichen Teilen, als allgemeiner Magentee, bei momentaner Unpäßlichkeit. Pro Tasse nimmt man zwei Teelöffel und trinkt gut warm in betont kleinen Schlucken.

Besonders mit der Kamille macht man auch Kuren. Sogenannte Rollkuren, die zwei bis drei Monate lang dauern. Man wendet sie hauptsächlich bei der chronischen Gastritis an. Dabei trinkt man 4–6mal täglich je eine Tasse Kamillentee, morgens nüchtern und während man liegt. Während der Einnahme rollt man sich: vom Rücken auf die rechte Seite, dann auf die linke, schließlich auf den Bauch, daher »Rollkur«. Solche Kuren aber macht man nur auf Anraten des Arztes. Auch wenn sie unbedenklich sind – auszahlen sollen sie sich schließlich doch, und ob dies entsprechend aussichtsreich ist, das kann nur der Arzt beurteilen.

Von allen drei Pflanzen gibt es spezielle Zubereitungsformen. Sehr praktisch der *Kamillen-Gesamtextrakt:* Extractum Chamomillae fluidum. Man nimmt 30 Tropfen auf ein Glas heißes Wasser. Der Trunk ist vollwertig und preisgünstig.

Pfefferminzöle bzw. Pfefferminztinkturen sind in mehreren Preislagen im Handel. Die Gebrauchsanweisung ist auf der Packung angegeben. Die Minze als solche ist praktisch ungiftig. Konzentriertes Menthol aber, wie es in Pfefferminzölen und -tinkturen vorhanden ist, sollte man Kleinkindern und Säuglingen niemals verabreichen: Im Gegensatz zu den Erwachsenen sind sie mentholempfindlich und können davon Erstickungsanfälle bekommen.

Bei der Melisse schließlich (bzw. beim Zitronellgras) empfehlen sich vor allem der Klosterfrau Melissengeist und der Karmelitergeist. Sie kosten in etwa gleich viel.

Die zweite Gruppe der magenwirksamen Pflanzen ist die der sogenannten *Amara tonica*, das heißt »*kräftigende Bittermittel*«. Es handelt sich dabei um Pflanzen mit Bitterstoffgehalt, die den chronisch schwachen Magen anregen. Sowohl was die Saftbildung anbetrifft als auch im Hinblick auf die Beweglichkeit des Magens. Die kräftigende Wirkung beschränkt sich nicht nur auf den Magen – die beiden stärksten Amara tonica gelten als vorzügliche Mittel auch zur Behandlung von allgemeinen körperlichen und seelischen Schwächezuständen:
Der *Enzian* und das *Tausendguldenkraut*. Die Wirkstoffe sind bei beiden Pflanzen weitgehend dieselben – die Bitterstoffe Amarogentin und Gentiopikrin. Auch der Wirkmechanismus ist bei beiden praktisch gleich. Deshalb brauchen wir in Wirklichkeit nur eine der beiden Pflanzen in unserer Hausapotheke. Magen- und Darmgeschehen gehören nach wie vor zu den großen Domänen der Teezubereitungen. Deshalb werden die meisten dem Tausendguldenkraut den Vorzug geben. Sein Tee läßt sich – im Unterschied zum Enzian – durch einfaches Überbrühen herstellen.
Tausendguldenkraut = Herba Centaurii
Einzeldosis: 2 Teelöffel/Tasse
Dosis beim Hinzumischen: $^1/_2$ – 1 Teelöffel/Tasse

Die besten Mischungen ergibt das Tausendguldenkraut mit Minze und/oder Schafgarbe zu gleichen Teilen. Tausendguldenkraut-Tee wird nur kalt oder lauwarm und stets vor einer Mahlzeit in kleinen Schlucken getrunken. Je kleiner, desto besser. Denn die Magensaftproduktion wird über einen Reflex bereits von der Mundhöhle her ausgelöst. Beim Tausendguldenkraut gibt es aber auch eine »logische« Gegenanzeige: Wer ohnedies schon zuviel Magensäure hat, sollte den Tee nicht trinken, und schon gar nicht jemand, der unter magensäurebedingten Geschwüren leidet. Für ihn gibt es das Isländische Moos, in gewisser Hinsicht das Gegenmittel zum Tausendguldenkraut. Wenn jemand Tinkturen bevorzugt, kann er den *Enzian* einsetzen, da vom Tausendguldenkraut Einzeltinkturen weniger gebräuchlich sind:

Enzian-Tinktur = Tinctura Gentianae
Einzeldosis: 20 Tropfen (in Wasser oder Tee)
Dosis beim Hinzumischen: 10 Tropfen.
Als Appetit- und Kräftigungsmittel vor dem Essen.
Wir haben jedoch in unserem Hausapothekenabteil für Schlaflosigkeit und Nervosität die Bittere-Orangen-Tinktur. Diese können wir zum selben Zweck einsetzen. Einzeldosis: 20 Tropfen. Hinzumischdosis: die Hälfte. Besonders wirksam bei Kindern, wenn diese gestreßt und appetitlos aus der Schule kommen. Die Bittere Orange wirkt ja auf beides – gegen den Streß und für den Appetit.

Die dritte Gruppe von Heilpflanzen mit vorwiegender Wirkung auf den Magen ist unter den sogenannten Mucilaginosa zu suchen. Das sind Pflanzen, die sich durch einen außergewöhnlichen Schleimstoffgehalt auszeichnen. Der Schleim legt sich als feine Schutzschicht über die Mageninnenwand. Auf diese Weise können Entzündungen, auch Geschwüre, leichter abheilen. Außerdem wirkt der Schleim säurebindend und schützt daher den Magen vor den Folgen übertriebener Saftproduktion. In dieser Hinsicht also das Gegenteil von den Amara tonica wie Enzian oder Tausendguldenkraut.

Es gibt in der Heilpflanzenwelt eine ganze Reihe von hervorragenden Schleimstoffmitteln: Eibisch, Malve, Huflattich, Königskerze, Knabenkraut, Leinsamen – zum Teil werden sie im Rahmen unserer alternativen Hausapotheke noch eine Rolle spielen. Das prominenteste Schleimstoffmittel für den Magen aber ist das *Isländische Moos*:

Isländisches Moos = Lichen islandicus
Einzeldosis: 3 Teelöffel/Tasse
Dosis beim Hinzumischen: 1 – 2 Teelöffel/Tasse
Mit anderen Pflanzen gemischt, wird das Isländische Moos gerne für Hustentees (Huflattich, Sonnentau, Thymian) eingesetzt. Für Magenstörungen, gegen Übersäuerung und saures Aufstoßen verwendet man das Isländische Moos gewöhnlich allein. Wichtig zu wissen ist, daß das Isländische Moos auch Bitterstoffe enthält. Diese muß man durch geeignete Zubereitung entfernen:
3 Teelöffel Isländisches Moos mit einem Viertelliter Wasser kalt ansetzen, zum Sieden erhitzen und sofort abseihen. In diesem Absud sind die Bitterstoffe – man schüttet ihn weg. Das gekochte Material vom Isländischen Moos wird nun mit lauwarmem Wasser wieder aufgefüllt; gut umrühren, damit sich die Schleimstoffe lösen. Abseihen und in kleinen Schlucken trinken. Man kann auch Kuren durchführen: drei Monate lang täglich je drei Tassen vor den Mahlzeiten. Sehr bewährt auch bei Akne, die ja nicht selten vom Magen mit bedingt ist.

Enzian-Tinktur

Magenschwäche/Appetit
Einzeldosis: 20 Tropfen
Mischdosis: 10 Tropfen
In Wasser oder kühlem Tee vor dem Essen/kleine Schlucke
Datum: . . . . . .

Kamillenblüten

magenentzündungshemmend
Einzeldosis: 2 Teelöffel
Mischdosis: 1/2 – 1 Teelöffel
Überbrühen/gedeckt ziehen
Datum: . . . .

Pfefferminzblätter

Magen-Übelkeit
Einzeldosis: 2 Teelöffel
Mischdosis: 1/2 – 1 Teelöffel
Überbrühen/gedeckt ziehen
Datum: . . . . . .

Kamillenblüten
Pfefferminzblätter
Melissenblätter zu gleichen Teilen

Allgemeiner Magentee
Einzeldosis: 2 Teelöffel
Überbrühen/gedeckt ziehen
Datum: . . . . . .

Tausendguldenkraut

Magenschwäche/Säuremangel
Einzeldosis: 2 Teelöffel
Mischdosis: 1/2 – 1 Teelöffel
Überbrühen/vor dem Essen kalt bis lauwarm/kleine Schlucke
Datum: . . . . . .

Isländisches Moos

Magenübersäuerung/Bronchitis
Einzeldosis: 3 Teelöffel
Mischdosis: 1–2 Teelöffel
Aufkochen/Wasser wegschütten/Wasser erneuern/umrühren
Datum: . . . . . .

Mittel gegen Blähungen

Wie entstehen Blähungen? Ein wenig sollte man darüber wissen, wenn man mit blähungswidrigen Mitteln richtig umgehen können will. – Die direkten Verursacher von Blähungen sind Gasblasen. Solche treten während der Verdauung ununterbrochen auf, nach jeder Mahlzeit. Normalerweise aber werden sie, ebensoschnell, wie sie entstehen, zerlegt und aufgesaugt. Auf diese Weise hält sich der Bauchinnendruck immer in einem angenehmen Gleichgewicht. Wenn die Gasblasen jedoch überhandnehmen oder aus irgendeinem Grund bestehen bleiben, dann wird der Bauch aufgetrieben wie ein Luftballon: eine für den Leidenden meist außerordentliche Belästigung. Seltener gibt es besondere Schmerzen, aber fast immer ein sehr unangenehmes Gefühl, welches die Stimmung beeinträchtigt, den Schlaf rauben, Kurzatmigkeit und sogar echte Herzbeschwerden verursachen kann.

Am häufigsten sind Oberbauchblähungen. Sie sind, wie alle Blähungen, nur Symptom. Dahinter steckt irgendein mehr oder weniger ernstzunehmendes, auf alle Fälle aber behandlungswürdiges Krankheitsgeschehen. So ist ein aufgetriebener Magen mit Völlegefühl, Druck und Aufstoßen häufig das Symptom einer Gallenblasen- oder Gallenwegserkrankung. Die klassischen, schnell wirkenden Mittel wie Kümmel, Fenchel oder Anis können das Symptom bessern, nicht aber die Grundkrankheit: Sie wirken hier also symptomatisch. Ihr Einsatz ist dennoch gerechtfertigt, nur muß man sich im klaren sein, daß man bei chronischen, immer wiederkehrenden Blähungszuständen stets nach der Ursa-

che fahnden muß. Das kann natürlich nur der Arzt. Falls dieser wirklich eine Betriebsstörung der Gallenwege als Hintergrund für die Blähungen eruiert, dann wird er – neben seinen sonstigen Verordnungen – als pflanzliches, blähungswidriges Mittel eher Haronga verschreiben und Kümmel, Fenchel oder Anis nur als Ergänzung empfehlen. Denn Haronga wirkt nicht nur direkt auf die blähende Gasblase, sondern auch auf die verursachenden Gallenwege – symptomatisch und ursächlich also.
Eine andere, nicht seltene Ursache für Blähungen kann beim älteren Menschen auch im Verlust der Elastizität der Darmwurzelgefäße liegen. In diesem Fall handelt es sich nicht so sehr um die Bildung, sondern um das mangelhafte Aufsaugen von Gasblasen. Auch hier ist der Einsatz der reinen blähungswidrigen Mittel durchaus angebracht. Kümmel, Fenchel und Anis (oder auch Haronga) beseitigen die Blähung – es kommt sogar, durch Verminderung des Bauchdruckes, zu einer Entlastung der Gefäße. Die echte Ursache aber, die Gefäßsklerose, wird durch diese Mittel nicht beeinflußt. Hier wird der Arzt nach erstellter Diagnose vielleicht zu einem anderen Typ blähungswidriger Pflanzen raten: Bärlauch oder Knoblauch in therapeutischer Verordnung, eventuell in einer schmackhaften und den Atem nicht belästigenden Form. Denn die Lauchgewächse wirken doch auch ein wenig auf die Gefäße – im Sinne von Altersvorsorge. Die anderen blähungswidrigen Pflanzen kann man dann immer noch zur Verstärkung nehmen.

Schließlich gibt es – neben dem chronischen Luftschlucken – eine dritte große Ursache von Blähungen: Gärungsvorgänge im Darm auf Grund von chronischen Entzündungen der Darmschleimhaut. Obwohl unsere Hauptmittel gegen Blähungen – Kümmel, Fenchel und Anis – auch desinfizierende Eigenschaften haben – (den Kampf des Körpers gegen unliebsame Bakterien also unterstützen), wird man ohne zusätzliche Maßnahmen selten auskommen. Häufig leisten dabei andere Heilpflanzen aus dem Lager unserer Hausapotheke Hilfestellung, wobei naturgemäß diejenigen die besten sind, welche selbst – sozusagen nebenbei – blähungswidrige Eigenschaften besitzen. Eine klare Diagnose sollte aber auch hier vorliegen.

In der Medizin nennt man die blähungswidrigen Heilpflanzen Karminativa. Das kommt vom lateinischen carminare = reinigen. Zur besseren Übersicht innerhalb unserer Hausapotheke teilen wir die in Frage kommenden Pflanzen in vier Gruppen ein:

1. Die Doldenblütler *Kümmel, Fenchel, Anis* und *Koriander* als »Karminativa im engeren Sinn«. Bei ihnen ist die blähungswidrige Wirkung die Hauptwirkung. Bei jeder unkomplizierten Blähung sind sie die erste Wahl – Blähungen durch Luftschlucken, durch Diätfehler –; bei andersbedingten Blähungen leisten sie wertvolle Unterstützung.
2. *Haronga*, als besonderes Mittel gegen Blähungen in Verbindung mit allgemeiner Schwäche der Verdauungsdrüsen.
3. Die Lauchgewächse *Knoblauch* und *Bärlauch*, welche auf Grund ihres Lauchöles wirken. Neben ihrer blähungswidrigen Wirkung besitzen sie auch einen gefäßerweiternden Effekt.
4. Die Gruppe der diversen Heilpflanzen, welche auf Grund ihres ätherischen Öles blähungwidrig wirken, als Zugabe zu ihrer Hauptwirksamkeit. Diese Gruppe ist groß und vielfältig. *Kamille, Minze* und *Melisse*, welche wir schon besprochen haben, gehören dazu, aber auch *Wermut, Mariendistel, Man-*

na-Esche und andere, auf die wir an anderer Stelle noch zurückkommen werden. Sie wirken besonders dann, wenn die Blähung in Zusammenhang mit jener Störung steht, gegen welche die eine oder andere Pflanze ihre Hauptwirksamkeit entfaltet.

Anwendungen

Die Pflanzen der ersten Gruppe – Kümmel, Fenchel, Anis und Koriander – wirken alle nach demselben Prinzip: Wenn sie in Magen oder Darm gelangen, erregen sie bestimmte Nervenendigungen der dortigen Schleimhaut. Das wird von der zuständigen Stelle im Rückenmark registriert. Von dort kommt der postwendende Befehl an die Schleimhaut zurück, die Durchblutung zu vermehren und bestimmte Stoffe abzusondern. Diese Stoffe sind es dann, welche die Gasblasen auflösen. Deshalb ist die Wirksamkeit der Doldenblütler an eine einigermaßen intakte Schleimhaut gebunden. Wenn diese verkümmert ist, wie bei der (nicht sehr häufigen) atrophischen Gastritis, dann wirken die Doldenblütler nicht sehr gut. Dann sind Kamille, Melisse oder Minze, welche die Gasblasen »eigenständig« zerlegen können, die besseren Pflanzen.
Im Darm ist eine Gasblase dann genügend zerlegt, wenn sie entweder zwanglos weiterbefördert werden kann oder wenn sie in kleinste Zellen zerteilt ist. Dann kann die ehemalige Gasblase in das Blut aufgenommen werden. So ist es möglich, daß mit Hilfe eines blähungswidrigen Mittels (und normalerweise von selbst) ein aufgetriebener Bauch zusammenfällt, ohne daß man einen merkbaren Abgang der Blähungen verspürt.
Luftblasen im Magen müssen nur so weit zerlegt werden,

daß sie durch den Mageneingang nach oben schlüpfen können. Es ist nach Einnahme des Doldenblütlers in wenigen Minuten soweit. Nun kommt, exakt zur richtigen Zeit, ein zweiter Befehl vom Rückenmark: Es soll sich die Magen- und Speiseröhrenmuskulatur zweckmäßig so zusammenziehen, daß die Luftblase ausgestoßen und der befreiende Rülpser erfolgen kann. Auch in diesem Mechanismus greifen die Doldenblütler ein – indem sie die Sensibilität der Muskelfasern auf den zu erwartenden Befehl erhöhen. Alles in allem ein schönes Beispiel für eine bevorzugte Wirkungsweise von Heilpflanzen: die Nutzung und Förderung körpereigener Regulationsmechanismen. Es läuft leichter ab, weil es der Methode des Körpers selbst entspricht.

Was die blähungswidrige Wirkung anbetrifft, ist unter den Doldenblütlern der Kümmel am stärksten; dann folgen Fenchel, Anis und schließlich Koriander, welcher Teemischungen gewöhnlich nur beigemischt wird. Bei einer anderen Wirkung der Doldenblütler, der bronchialsekretlösenden, ist es zum Teil umgekehrt. Hier ist der Anis am stärksten, dann der Fenchel, zuletzt folgt Kümmel (der Koriander spielt hier keine Rolle).

Zunahme der blähungswidrigen Wirkung

←

Kümmel Fenchel Anis

→

Zunahme der bronchialsekretlösenden Wirkung

Besonders der Kümmel gilt auch als hervorragendes Mittel gegen schmerzhafte Menstruationen, überhaupt wenn er mit der Melisse verstärkt wird: zum Beispiel Kümmeltee + 20 Tropfen Klosterfrau Melissengeist, bei Bedarf 3x täglich. Er hat überhaupt einen beachtlichen krampflösenden und schmerzstillenden Effekt bei Blähungen, die auch mit Koliken verbunden sind. Der etwas schwächere, aber in gleicher Weise wirkende Fenchel ist besonders in der Kinderpraxis beliebt. Man verwendet von den Doldenblütlern jeweils die Früchte (Samen) oder eine der vollwertigen Zubereitungsformen – beim Kümmel sind die Tropfen, beim Fenchel das Wasser und beim Anis der Geist am gebräuchlichsten. Beim Koriander sind nur die Früchte üblich.

Der *Tee aus den Früchten* wird folgendermaßen zubereitet: Ein gehäufter Teelöffel Früchte (Kümmel, Fenchel, Anis oder Koriander) wird, am besten in einem Mörser, zerstoßen und mit siedendem Wasser überbrüht. Gut gedeckt etwa 10 Minuten ziehen lassen. Nach dem Abseihen so warm als möglich und in kleinen Schlucken trinken. Bis 4x täglich. Nicht süßen!
Es gibt im Handel auch die bereits zerstoßenen Früchte.
1. *Kümmel-Früchte* = Fructus Carvi
Einzeldosis: 1 gehäufter Teelöffel
Dosis beim Hinzumischen: $^1/_2$ – 1 glatter Teelöffel
Kümmel-Tropfen = Tinctura Carvi
Einzeldosis: 20 Tropfen (in Wasser oder Tee)
Dosis beim Hinzumischen: 10 Tropfen
2. *Fenchel-Früchte* = Fructus Foeniculi
Einzeldosis: 1 gehäufter Teelöffel
Dosis beim Hinzumischen: $^1/_2$ – 1 glatter Teelöffel
Fenchel-Wasser = Aqua Foeniculi

Einzeldosis: 2 Eßlöffel (in Wasser oder Tee)
Dosis beim Hinzumischen: 1 Eßlöffel
3. *Anis-Früchte* = Fructus Anisi
Einzeldosis: 1 gehäufter Teelöffel
Dosis beim Hinzumischen: $^1/_2$ – 1 glatter Teelöffel
Anis-Geist = Spiritus Anisi
Einzeldosis: 20 Tropfen (in Wasser oder Tee)
Dosis beim Hinzumischen: 10 Tropfen
4. *Koriander* = Fructus Coriandri
Einzeldosis: 1 gehäufter Teelöffel
Dosis beim Hinzumischen: $^1/_2$ – 1 glatter Teelöffel
Sehr beliebt ist die Mischung zu gleichen Teilen aus allen vier Früchten:
Fructus Carvi cont.
Fructus Foeniculi cont.
Fructus Anisi cont.
Fructus Coriandri cont.
anapartes = zu gleichen Teilen.
Das *cont.* bedeutet *contusa* = zerstoßen, zerquetscht. Es ist die Anweisung für den Apotheker, das Material in dieser Form auszufolgen. Gut verschlossen aufbewahren, damit die ätherischen Öle erhalten bleiben.

Als fünfter Doldenblütler mit blähungswidriger Wirkung ist die Dille mit ihren Früchten (Fructus Anethi) zu erwähnen. Im Geschmack ähnlich wie der Kümmel, könnte man von den Dillfrüchten in gleicher Weise Gebrauch machen. Es ist nur wenig üblich, und sie wirken auch deutlich schwächer. Das grüne Kraut der Dille jedoch ist ein hervorragendes Küchengewürz, auf das man nicht verzichten sollte.

Haronga, der Vertreter der *zweiten Gruppe* von Karminativa in unserer Hausapotheke, ist das Mittel gegen Blähungen,

die dadurch bedingt sind, daß Leber, Gallenwege, Bauchspeicheldrüse oder Darmzellen nicht richtig arbeiten oder aber überfordert sind – durch zu üppiges Essen etwa. Das Mittel wird aus der Rinde und aus den Blättern des Harongastrauches gewonnen, ein in Ostafrika und Madagaskar wachsendes Hartholzgewächs. Die hauptwirksamen Stoffe sind in der Rinde. Für uns wurde der Strauch als Heilpflanze erst um 1960 entdeckt. Forschungsreisenden in Madagaskar fiel auf, daß die Eingeborenen vor Festlichkeiten fleißig die Rinde des Strauches ernteten. Nach dem reichlichen und besonders fetten Festmahl kauten sie diese, und Blähungen wie Völlegefühl wurden beseitigt oder traten gar nicht erst auf. Die Nachprüfungen haben ergeben, daß durch Haronga tatsächlich eine beachtliche Steigerung der Saftleistung unserer Verdauungsorgane eintritt, auch solcher Säfte, welche Blähungen auflösen.
Wir verwenden Haronga am besten wie die Eingeborenen: Wenn wir uns beim Essen einmal übernommen haben, was ja vorkommen kann – schließlich sollten wir froh sein, daß wir in Zeiten leben, in denen man ab und zu ein Fest feiern darf. Wenn es nicht zu häufig ist, schadet es auch nicht. Für die momentane Unpäßlichkeit hat man Haronga in der Hausapotheke. Man bedient sich am besten des fertigen
Haronga-Extraktes: Harongan
Einzeldosis: 5 – 10 – 20 Tropfen
Hinzumischdosis (zu Kümmeltee etwa): die Hälfte der Menge, die man persönlich für richtig befunden hat. Einnahme normalerweise nach üppigen Mahlzeiten.
Auch bei der Verdauungsschwäche des älteren Menschen leistet Haronga gute Dienste, und schließlich kann man es therapeutisch kurmäßig einsetzen, vor allem bei der Nachbehandlung von Gallen- und Bauchspeicheldrüsenerkrankungen. Dann nimmt man es gewöhnlich vor der Mahlzeit.

Die *dritte Gruppe* der blähungswidrigen Pflanzen sind die *Lauchgewächse.* Das sind die etwa 300 Allium-Arten, von denen einige küchenüblich sind: Knoblauch, Bärlauch, Schnittlauch, Lauch (Porree), die verschiedenen Küchenzwiebeln und die Schalotte. Die blähungswidrige Wirkung verdanken sie ihrem Lauchöl, ein Duftöl mit Schwefelgehalt. Es bildet sich in der Pflanze erst, wenn diese geerntet ist. In allzu erntefrischen Produkten ist es noch nicht vorhanden. Solche wirken auch oft gegenteilig, nämlich blähungsfördernd. Erst nach ausreichender Lagerung kommen die therapeutisch wirksamen Stoffe zur Geltung. Das gilt vor allem für Knoblauch und Zwiebel.
Außer ihrer blähungswidrigen Wirkung fördern die Lauchöle die Bildung der Galle, regen die Tätigkeit der Verdauungsdrüsen an und bekämpfen unliebsame Bakterien in den Gedärmen. Darüber hinaus wirken sie gefäßerweiternd und beugen der Arterienverkalkung vor. Diese Wirkung ist beim Knoblauch am stärksten, beim Bärlauch gut ausgeprägt. Beide sind auch in das offizielle Heilpflanzenregister aufgenommen. Für unsere Hausapotheke eignen sich:

1. *Bärlauch-Kraut* = Herba Allii ursini
Einzeldosis: 2 Teelöffel
Dosis beim Hinzumischen: 1 Teelöffel
Der Tee wird durch Überbrühen hergestellt.
2. *Knoblauch-Tinktur* = Tinctura Allii sativi
Einzeldosis: 20 Tropfen
Dosis beim Hinzumischen: 10 Tropfen
Als geschmacksverbesserndes Mittel, welches zugleich die blähungswidrige Wirkung unterstützt, eignet sich für beide die Melisse. Man fügt dem Bärlauchtee oder den Knoblauchtropfen 20 Tropfen Melissengeist bei.

Die blähungswidrigen Pflanzen der *vierten Gruppe* sind solche, welche ein anderes Hauptanwendungsgebiet besitzen, während die Wirkung gegen Blähungen eine oft erwünschte und immer sinnvolle Zugabe darstellt. Diese Pflanzen werden, soweit sie für uns von Bedeutung sind, in ihrem jeweiligen »Abteil« der Hausapotheke besprochen. Die wichtigsten im Überblick, unter Angabe ihrer Hauptwirkrichtung:

Kamille – Magen, entzündungshemmend
Minze – Magen, Übelkeit beseitigend
Melisse – Magen, beruhigend
Mariendistel – Leber, zellschützend
Wermut – Magen/Galle, kräftigend
Erdrauch – Galle/Verstopfung, ausgleichend
Manna-Esche – Verstopfung, mild abführend
Blutwurz – Durchfall, entzündungshemmend

Kümmel-Früchte

Blähungen/Regelbeschwerden
Einzeldosis: 1 gehäufter Teelöffel
Mischdosis: $^1/_2$ – 1 glatter TL
Zerstoßen/überbrühen/gedeckt ziehen
Datum: . . . . . .

Fenchel-Früchte

Blähungen/Bronchitis, trocken
Einzeldosis: 1 gehäufter Teelöffel
Mischdosis: $^1/_2$ – 1 glatter TL
Zerstoßen/überbrühen/gedeckt ziehen
Datum: . . . . . .

Anis-Früchte

Blähungen/Bronchitis, trocken
Einzeldosis: 1 gehäufter Teelöffel
Mischdosis: $^1/_2$ – 1 glatter Teelöffel
Zerstoßen/überbrühen/gedeckt ziehen
Datum: . . . . . .

Koriander-Früchte

Blähungen
Einzeldosis: 1 gehäufter Teelöffel
Mischdosis: $^1/_2$ – 1 glatter Teelöffel
Zerstoßen/überbrühen/gedeckt ziehen
Datum: . . . . . .

Bärlauch-Kraut

Blähungen/Blutgefäße
Einzeldosis: 2 Teelöffel
Mischdosis: 1 Teelöffel
Überbrühen/gedeckt ziehen
Datum: . . . . . .

Kümmel-Fenchel-Anis-Koriander/zerstoßene Früchte

zu gleichen Teilen
Blähungen/Bronchitis, trocken
Einzeldosis: 1 gehäufter Teelöffel
gedeckt ziehen
Datum: . . . . . .

Kümmel-Tropfen

Blähungen/Regelbeschwerden
Einzeldosis: 20 Tropfen
Mischdosis: 10 Tropfen
In Wasser oder Tee
Datum: . . . . . .

Fenchel-Wasser

Blähungen/Bronchitis, trocken
Einzeldosis: 2 Eßlöffel
Mischdosis: 1 Eßlöffel
in Wasser oder Tee
Datum: . . . . . .

Anis-Geist

Blähungen/Bronchitis, trocken
Einzeldosis: 20 Tropfen
Mischdosis: 10 Tropfen
in Wasser oder Tee
Datum: . . . . . .

Knoblauch-Tinktur

Blähungen/Blutgefäße
Einzeldosis: 20 Tropfen
Mischdosis: 10 Tropfen
in Wasser oder Tee
Datum: . . . . . .

Mittel gegen Durchfallserkrankungen

Weltweit gesehen, zählen die Durchfallserkrankungen immer noch zu den gefährlichsten Geißeln der Menschheit. Eine halbe Milliarde Menschen erkrankt jährlich daran, und für 5 Millionen von ihnen endet die Erkrankung tödlich – meist sind es Kinder und ältere Menschen in den dichtbesiedelten Entwicklungsländern. Die Ursachen sind vielfältig. Bei den lebensbedrohenden Formen sind oft Bakterien als Erreger im Spiel: Shigellen bei der Ruhr, Vibrionen bei der Cholera, Salmonellen bei Typhus und Paratyphus. Die akute Amöbenruhr der Tropen und Subtropen, ebenfalls eine Durchfallserkrankung, welche nicht selten tödlich endet, wird durch einen Parasiten hervorgerufen. Diese schweren infektiösen Formen sind bei uns stark zurückgedrängt: dank Sulfonamiden und Antibiotika, dank verschärften hygienischen Vorschriften. Manche Durchfallserkrankungen infektiöser Natur aber kommen in den letzten Jahren bei uns auch vermehrt vor, bedingt durch die Zunahme des Reiseverkehrs in ferne Länder. So die chronische Amöbenruhr. Sie macht meist keine großen Symptome – fallweise Bauchschmerzen, abwechselnd Durchfälle und Verstopfung, allgemeines Unwohlsein, Übelkeit und Appetitlosigkeit. Die Krankheit hat man aus den Tropen oder aus den Mittelmeerländern mitgebracht. Da man Amöben-Ausscheider ist, kann die Diagnose präzise erstellt werden, wenn man nur überhaupt daran denkt. Eine andere infektiöse Durchfallserkrankung, welche in letzter Zeit auch Mitteleuropäer gehäuft trifft, wird durch das Bakterium Escherichia Coli hervorgerufen. Plötzlicher Beginn,

Bauchschmerzen, wäßrige Durchfälle. Da die Krankheit meist auf Reisen in fremde Länder auftritt, nennt man sie auch die »Touristen-Diarrhöe« (Diarrhöe = Durchfall). Erwachsene überstehen diese 2 bis 5 Tage dauernde Darminfektion gewöhnlich gut, bei Kindern und alten Menschen aber kann sie auch tödlich enden, wenn man nicht rechtzeitig die zielstrebige Behandlung durch den Arzt einleitet.

Außer Bakterien und Parasiten kommen auch Viren als Durchfallserreger in Frage. Hierher gehören die häufigsten heimischen Durchfallsformen, die sogenannten Sommer-Diarrhöen. Sie treten gerne beim Übergang von heißem zu kaltem Wetter auf. Diese Formen sind gewöhnlich gutartig und lassen sich mit den einfachsten Mitteln unserer Hausapotheke behandeln. Es gibt aber auch eine ganze Reihe weiterer Störungen, die mit Durchfällen vergesellschaftet sein können: echte Vergiftungen, wie durch Arsen, Quecksilber oder giftige Pilze, bakterielle Lebensmittelvergiftungen, wie durch verdorbene Nahrung oder überalterte, (sonst aber gute) Pilze – meist sind hier Staphylokokken im Spiel. Es gibt auch Durchfälle als allergische Reaktion auf bestimmte Nahrungsmittel. »Asthma des Darmes« sagt man dann. Des weiteren organisch bedingte Durchfälle wie bei Leber- und Nierenschäden, bei der Sprue oder beim Morbus Crohn. Andere wieder sind nervös ausgelöst oder hormonell, wie bei der Schilddrüsenüberfunktion. Schließlich die Durchfälle durch Medikamente. Hier steht der Mißbrauch von Abführmitteln, auch pflanzlicher Herkunft, an erster Stelle. Dann die Antibiotika-Enteritis mit ihren Durchfällen durch Störung der normalen Darmflora mit gleichzeitigem Überwuchern krankmachender Keime.

Diese kurze Aufzählung von möglichen Geschehen »dahinter« zeigt nun doch, daß es sich beim Durchfall um ein ernstzunehmendes Symptom handelt. Man sollte also nicht allzusehr im Alleingang therapieren. Vor allem bei Kindern und bei alten Menschen ist die Konsultation des Arztes unbedingt ratsam – es soll nicht passieren, daß man sich zeitlebens Vorwürfe macht. Die ansteckenden Durchfallserkrankungen und Fälle von bakterieller Lebensmittelvergiftung müssen überdies gemeldet werden. Das ist richtig so, denn nur auf diese Weise kann ein unkontrolliertes Ausbreiten der Erkrankungen abgefangen werden. In ganz Österreich etwa wurden im Monat Mai 1984 drei Erkrankungen an übertragbarer Ruhr, fünf an Typhus und eine an Paratyphus registriert. Dazu 84 Fälle von bakterieller Lebensmittelvergiftung. Wenn es bei letzteren auch zusätzlich eine Dunkelziffer geben mag – es ist sicher bedeutend weniger als in Ländern mit lockereren hygienischen Vorschriften. Auch um unser hygienisches Niveau halten zu können, sollte man bei unklaren Durchfällen stets den Arzt zu Rate ziehen.

Dennoch ist eine gut ausgerüstete Hausapotheke gerade bei den Durchfallserkrankungen von allergrößtem Wert. Das zeigte überaus eindrucksvoll der Erfolg einer einfachen Empfehlung der Weltgesundheitsorganisation (WHO) zur vorsorglichen Anschaffung in den warmen Ländern, in denen Durchfallserkrankungen an der Tagesordnung sind. Es wurde jeder Haushalt aufgefordert, folgende Mischung auf Vorrat zu haben:

20 g	=	1 gehäufter Eßlöffel Zucker
3,5 g	=	$^1/_2$ Teelöffel Kochsalz
2,5 g	=	$^1/_3$ Teelöffel Natriumhydrogenkarbonat
1,5 g	=	$^1/_4$ Teelöffel Kaliumchlorid.

Diese Mengen werden in einem Liter abgekochtem Wasser aufgelöst und dem an Durchfall – gleich welcher Ursache – Erkrankten verabreicht. Als Getränk. Je mehr Durchfall, desto mehr Getränk ist nötig. Bei der Cholera als Extrem verliert man bis zu einen Liter Flüssigkeit mitsamt den gelösten Mineralien pro Stunde! Das ist es, und nicht das Bakterium als solches, was zum Tode führt. Die angeführte Mischung, ausreichend getrunken, gleicht es wieder aus. Auch der Zucker ist wichtig. Er nämlich hat die Funktion, den Transport der Mineralien und des Wassers in das Blut zu ermöglichen, er schleppt sie sozusagen mit. Man kann sich das Gemisch in der Apotheke mit destilliertem Wasser zubereiten lassen, oder man hält sich das Natriumhydrogenkarbonat ($NaHCO_3$ = »Bikarbonat«) und das Kaliumchlorid (KCl) auf Vorrat. Zucker und Kochsalz hat man ja gewöhnlich in der Küche. Dann mischt man das Getränk mit den oben angegebenen Löffelmaßen selbst ab.
Es gibt auch Fertigkombinationen, sogenannte Elektrolytgemische, in ähnlicher Zusammensetzung. Den Zucker muß man, falls er nicht schon dabei ist, extra hinzufügen. In den Tropen konnte man mit diesem Gemisch eine »drastische Verringerung der Todesrate« erzielen. Aber auch bei unseren zum Glück nicht ganz so gefährlichen Durchfällen ist es von großem Wert – Krankheitsdauer und Begleit- oder Folgesymptome werden doch erheblich gemindert.

Die eigentlichen Mittel gegen Durchfallserkrankungen

Man nennt sie Antidiarrhöika, das heißt »Mittel gegen die Diarrhöe«, gegen den Durchfall. Im Unterschied zu der von der WHO empfohlenen Mineralienmischung, welche einen durch den Durchfall entstandenen gefährlichen Schaden ausgleicht, wirken die Antidiarrhöika direkt auf das Geschehen der Krankheit. Sie sind imstande, den Durchfall zu stoppen und eventuell auch zu heilen. Für unsere Hausapotheke teilen wir sie, obwohl es vereinzelt Überschneidungen gibt, in zwei Gruppen ein:

1. Die Gruppe der *Adsorbentia.* Sie binden giftige Stoffe in Magen und Darm, indem sie diese an ihrer Oberfläche ansaugen. Adsothentium heißt »Ansaugmittel«. Der wichtigste Vertreter ist die Medizinalkohle (auch Aktivkohle, »Tierkohle«). Zum Teil ähnlich wirken die Pektine, das sind die Extrakte einer bestimmten Schicht von Äpfeln und von Zitrusfrüchten. Sie spielen in der Diätetik eine Rolle.
2. Die Gruppe der *Adstringentia,* das heißt der »zusammenziehenden« Mittel. Ihre hauptwirksamen Inhaltsstoffe sind Gerbsäuren. Sie binden Eiweißkörper der Schleimhäute von Magen und Darm und führen diese in eine unlösliche Form über. Auf diese Weise bilden sich Membrane, welche wie Wundhäutchen leicht abgestoßen werden können. Die dort angesiedelten Bakterien werden in diesen Membranen eingeschlossen und außer Gefecht gesetzt. Zugleich wird ihnen der Nährboden entzogen, denn sie können aus dem nunmehr verdickten Material die für sie notwendigen Stoffe nur mehr schwer herausziehen.
Außer den Gerbstoffen besitzen die verschiedenen Adstringentia noch weitere zweckdienliche Wirkstoffe:

a) Pektine und Schleimstoffe: der Kern des Johannisbrotbaumes.
b) Anthocyane, das sind besondere Farbstoffe, welche die Fähigkeit haben, in die Bakterienleiber einzudringen und sie in ihrer Vitalität zu hemmen. Wachstum, Vermehrung

und damit Ausbreitung der Bakterien wird gebremst. Hierher gehören die Blutwurz und die Heidelbeere.

c) Noch nicht eindeutig geklärt sind die neben den Gerbstoffen ergänzenden Wirksubstanzen des Mäuseklees. Es fällt auf, daß dieser sogar in homöopathischer Verdünnung gegen Durchfälle wirkt – aber auch als Tee. Deshalb ist auch der Mäuseklee unter den Mitteln unserer alternativen Hausapotheke empfohlen.

Die *Medizinalkohle* wird aus pflanzlichem Material wie Holz, Torf oder Zellulose hergestellt. Sie wirkt auf Grund ihres Bindungsvermögens von Giftstoffen, von Bakterientoxinen und auch von Gasblasen in Magen und Darm. Wirklich unwirksam ist sie eigentlich nur bei der Methylalkohol- und bei der Blausäurevergiftung. Entscheidend für ihre Wirkung ist die Summe der Oberflächen ihrer winzigen Stäubchen – man glaubt es kaum, aber diese beträgt bei guter Medizinalkohle pro Gramm nicht weniger als 1500 m^2! Daran lagern sich die Giftstoffe an. Medizinalkohle sollte in ausreichender Menge in jeder Hausapotheke vorrätig sein. In Notfällen, bei Tabletten- oder Nahrungsmittelvergiftungen, ist ihr Einsatz eine vielleicht lebensrettende Erstmaßnahme. Man gibt dann 5x soviel an Medizinalkohle, wie das Gewicht der Tabletten ist, die der Patient (vermutlich) geschluckt hat. Bei giftigen Speisen 10x soviel. Das sind Faustregeln – am besten ist natürlich, wenn man umgehend einen Arzt zur Verfügung hat, der eine fachgemäße Magenspülung mit Medizinalkohle durchführt, und anschließend ein bestimmtes Abführmittel – 30 g Natriumsulfat – zusetzt, damit das restliche Gift schneller ausgeschieden wird. Auch die Telefonnummer der Vergiftungsinformationszentrale sollte man eigentlich auswendig kennen.

In solchen Fällen aber ist man stets froh, genügend Medizinalkohle im Haus zu haben.
Bei Durchfällen gibt man die Medizinalkohle in der Menge von 2 bis 8 Tabletten oder als Granulat.
Medizinalkohle = Carbo medicinalis
Sehr praktisch das *Brausegranulat:* 1 Teelöffel bis 1 Beutel
Man sollte die Medizinalkohle nur für den wirklichen Bedarf einsetzen. Schließlich bindet sie ja auch die körpereigenen Verdauungsenzyme, die Vitamine und die aufgeschlossenen Nahrungspartikelchen im Magen und im Darm. Jede Daueranwendung also ist Unsinn und kann auch Schaden zufügen.

Die *Pektine* wirken zum Teil ähnlich wie die Medizinalkohle. Sie binden Giftstoffe, aber nicht so stark wie diese. Eine besondere Wirkung ist, daß sie die Schleimhäute wie ein Schild gegen mechanische und chemische Einflüsse schützen. Auch hemmen sie die Ausbreitung einer abnormalen Darmflora. Die Pektine kommen in der sogenannten Albedoschicht = weiße Schicht von Früchten und Gemüsen vor. Besonders reich an ihnen sind Äpfel. Darauf beruht zum Teil der Erfolg des von der Volksmedizin so gepriesenen täglichen Apfels (sehr fein gekaut, am besten am Abend; dann beseitigt er die Tages-Gifte sozusagen über Nacht). Eine einfache Form auch, dem Körper Pektine zuzuführen, ist die Moro-Apfeldiät: 1 bis 1,5 kg rohe, geriebene Äpfel über den Tag verteilt essen.

Das *Johannisbrot* (Semen Ceratoniae) besteht aus den getrockneten Früchten des Johannisbrotbaumes, welcher im Nahen Osten und in den Mittelmeergebieten eigens gegen den Durchfall gezüchtet wird. Früher hat man die 10%ige Abkochung des Johannisbrotes verwendet, heute ist die getrocknete und gemahlene Frucht in praktischen Fertigpräparaten enthalten. Ein Beispiel: Arobonpulver gegen Durchfall.

Gewöhnlich werden 30 g in einem halben Liter Wasser, Tee oder Milch gelöst und über den Tag verteilt getrunken. Obwohl das Mittel vornehmlich in der Kinderheilkunde angewandt wird, ist es auch beim Erwachsenen durchaus wirksam.

Die *Blutwurz*, manchem besser als Tormentille bekannt, ist der stärkste Gerbstoffträger überhaupt. Daneben besitzt sie das Tormentillrot, einen Farbstoff, welcher das Bakterienwachstum hemmt. Die Blutwurz ist ein verläßliches Anti-Durchfallsmittel, besonders bei Sommerdiarrhöen. Es gibt mehrere Möglichkeiten, die Blutwurz in unsere Hausapotheke einzugliedern:

a) *der Tee*

Blutwurz-Wurzelstock = Rhizoma Tormentillae

Er wird als Absud zubereitet: 1 Eßlöffel wird mit einem Viertelliter Wasser kalt angesetzt, zum Sieden erhitzt und etwa 10 Minuten auf kleiner Flamme gekocht. Bei Sommerdurchfällen 3–4 Tassen täglich, bewußt schluckweise getrunken. Die Blutwurz wird als Tee eher selten mit anderen Pflanzen gemischt. Wenn, dann mit der Kamille und/oder der Minze. An der Dosis ändert sich nichts, da diese bei Durchfällen ja quantitativ wirkt.

b) Das *Schachtelpulver* = Rhizoma Tormentillae subtilissimum pulvis, das heißt: allerfeinst pulverisierte Blutwurz. Da man es in eine Schachtel – ad scatolam – gibt, heißt es »Schachtelpulver«.

Bei Durchfällen 3–4mal täglich eine Messerspitze in wenig Wasser.

c) Die *Tinktur* = Tinctura Tormentillae
Ihre Dosierung: 3–4mal täglich 30–50 Tropfen in Wasser, Kamillen- oder Minzentee.

Die *Heidelbeere* ist eines der ältesten Hausmittel gegen Durchfall. Ihre Anwendung ist einfach: 50–100 g der getrockneten Beeren gründlich kauen und schlucken. Oder in Wasser aufquellen lassen und trinken. Beliebt und besonders wirksam ist das Aufquellenlassen in einem Glas herben, gerbstoffhaltigen Rotwein.
Heidelbeeren = Fructus Myrtilli

Der *Mäuseklee* (Trifolium arvense) ist eine interessante Pflanze, welche in der Volksmedizin schon lange als Anti-Durchfallmittel bekannt ist. Es scheint sich auf Grund verschiedener Beobachtungen eine Renaissance dieses einfachen Gewächses zu entwickeln. Jedenfalls wirkt der Absud von Mäuseklee auch dort, wo so manches andere Stopfmittel bei Sommerdurchfällen versagt. Zur Teezubereitung verwendet man das Kraut:
Mäusekleekraut = Herba Trifolii arvensi
2 Teelöffel mit einem Viertelliter Wasser kalt ansetzen, zum Sieden erhitzen, vom Herd nehmen und nur kurz (1–2 Minuten) ziehen lassen. Bei Durchfällen 3–4 Tassen über den Tag verteilt trinken.

Der Mäuseklee wird auch in der Homöopathie eingesetzt, meist in den Niederpotenzen D_1 bis D_3, bei Durchfall und bei Gastritis.

Mineralgemisch der WHO

Durchfall
20 g Zucker
3,5 kg Kochsalz
2,5 g Natriumhydrogenkarbonat
1,5 g Kaliumchlorid
in 1 Liter abgekochtem Wasser/ausreichend trinken
Datum: . . . . . .

Blutwurz-Wurzelstock

Durchfall
Einzeldosis: 1 Eßlöffel
Kalt ansetzen, 10 Min. kochen lassen/3–4 Tassen täglich
Datum: . . . . . .

Blutwurz-Schachtelpulver

Durchfall
Einzeldosis: 1 Messerspitze in wenig Wasser
3–4x täglich
Datum: . . . . . .

Heidelbeeren, getrocknet

Durchfall
Einzeldosis: 50–100 g kauen oder in Wasser/Wein quellen lassen
3–4x täglich
Datum: . . . . . .

Mäusekleekraut

Durchfall
Einzeldosis: 2 Teelöffel kalt ansetzen/zum Sieden erhitzen/2 Min. ziehen
3–4 Tassen täglich
Datum: . . . . . .

Blutwurz-Tinktur

Durchfall
Einzeldosis: 30–50 Tropfen in Wasser/Kamillen-/Minzentee
3–4x täglich
Datum: . . . . . .

Mittel gegen die Verstopfung

Man teilt die Verstopfung am besten in drei Hauptgruppen ein:

1. Die akut auftretende Verstopfung des bisher Darmgesunden.
2. Die chronische, gewohnheitsmäßige Verstopfung. Hier ist der Darm meist mehr oder weniger in Mitleidenschaft gezogen.
3. Die bei bestimmten Anlässen wiederkehrende Verstopfung des sonst Darmgesunden.

Diese Dreiteilung soll die Beantwortung einer wichtigen Frage im Umgang mit unserer Hausapotheke erleichtern: Wann ist welches Mittel richtig, wann ist es falsch? Gerade bei der Verstopfung ist der Griff zum falschen Mittel sehr verbreitet. Aus Unwissenheit, aber auch aus Unklugkeit. Der Verstopfte neigt besonders dazu, seinen lästigen Zustand irgendwie und möglichst prompt durchbrechen zu wollen. Obwohl er um die Gefahr einer Spätschädigung durch bei Dauergebrauch bedenkliche Mittel oft durchaus weiß. Die Mittel sind leicht erhältlich, die Anwendung ist einfach, und so ist schon mancher in eine Gewöhnung an einen alles andere als harmlosen Abführtee geschlittert, mit bösen Darm- und Allgemeinschäden in der Folge.

Es sollte grundsätzlich gelten:

1. *Die akute Verstopfung des bisher Darmgesunden* hat irgendein Geschehen dahinter. Dieses Geschehen muß eingehend abgeklärt werden. Es kann eine solche unerwartete, bisher

»nie dagewesene« Verstopfung durch ein neues Medikament verursacht sein, es kann eine Verengung im Dickdarmbereich vorliegen, ein gutartiger Polyp kann sich verlagert haben. Schadstoffe gibt es, die dahinter stecken können, wie das Blei. Die Liste ist groß – in jedem Fall gehört die akute, anhaltende Verstopfung des bisher Darmgesunden zum Arzt. Dessen Abklärung, für die heute hochpotente diagnostische Methoden zur Verfügung stehen, entscheidet über die beste Art der Behandlung. Für unsere Hausapotheke ist die unvermittelt akut auftretende Verstopfung jedenfalls nichts. Zumindest nicht fürs erste.

2. *Die chronische, gewohnheitsmäßige Verstopfung.* »Zu selten, zu wenig, zu hart«, so äußert sich der Betroffene. Die chronische Darmträgheit ist sehr häufig. Man sieht sie allgemein als typische Zivilisationskrankheit an, wobei eine gewisse ererbte Anlage mit bestimmter Erziehung und mangelhafter Bewegung die Voraussetzung für das Entstehen der Störung bildet. Kommt noch der entsprechende Ernährungsfehler hinzu, dann ist die chronische, gewohnheitsmäßige Verstopfung perfekt. Darüber hinaus sind die Streßfaktoren des Alltags, hektische oder unregelmäßige Lebensweise und innere Unausgeglichenheit Umstände, welche die Beweglichkeit des Dickdarmes nachweislich hemmen. Durch sie wird das Entstehen der chronischen, gewohnheitsmäßigen Verstopfung zusätzlich begünstigt. Ausheilversuche werden gehemmt. Beim sogenannten Primitiven dagegen und beim freilebenden Tier gibt es diese Krankheit nicht. Das sagt eigentlich alles, und die Therapie sollte dementsprechend in erster Linie darauf ausgerichtet sein, die oben erwähnten zivilisationsbedingten Teilursachen möglichst *gleichzeitig* zu erfassen:

a) Körperliche Bewegung, Gymnastik und Sport.
Besonders empfohlen wird Rudern – wegen seiner kräftigenden Wirkung auf die Bauchmuskulatur (ev. Heimrudergerät). Auch Atemübungen, wie nach der Methode von Julius Parow, können beachtlichen Nutzen bringen.

b) Nachteilige Gewohnheiten ablegen, auch anerzogene.
Das ständige Unterdrücken des Abgangs von Blähungen zum Beispiel gilt als eine der wichtigsten Ursachen der chronischen Verstopfung.

c) Sich üben in Streßbewältigung.
Die bewußte Autosuggestion nach Emil Coué, das autogene Training nach Johannes H. Schultz und ebenso Yoga bieten bewährte Übungsrahmen. Man läßt sich grundsätzlich informieren und wählt am besten nach dem instinktiven Sympathiegefühl, das man der einen oder der anderen Methode entgegenbringt.

d) Normalisierung des Lebensrhythmus.
Morgen- oder Abendtyp? Man erkennt es an der täglichen Körpertemperaturkurve: Beim Morgentyp fällt die Körpertemperatur zwischen 18 und 21 Uhr bereits ab, beim Abendtyp steigt sie noch an. Wer sich in der Lebensführung seinem Typ anpassen kann, hat schon viel gewonnen. Zeiten im Verlauf des Tages, welche sich für Entspannungspausen anbieten, aufspüren und kultivieren. Das gilt natürlich ganz besonders auch für die Mahlzeiten.

e) Die Ernährung.
Sie hat die zentrale Bedeutung bei der Therapie der chronischen Verstopfung. Man stellt auf faserstoffreiche Nahrungsmittel um: Vollkornprodukte, Gemüse aller Art, Roh-

salate, Rohobst. Besondere Wirkung haben milchsäurehaltige Gärgemüse, wie es sie in vielen Sorten gibt: Frischkostsauerkraut, milchsäurevergorene Gurken, Kohlrüben, rote Bete (rote Rüben), Möhren (Karotten) usw. Sehr wichtig, weil häufig vergessen, ist die ausreichende Flüssigkeitszufuhr. Im Laufe des Vormittags sollten es 4–6 Glas Wasser sein, mit Gemüsesäften angereichert. Diese bringen am besten die dickdarmfreundlichen Spurenelemente und Mineralien. Gärgemüsesäfte wie Sauerkrautsaft sowie Naturmolke und Sauermilch wirken zusätzlich durch ihren Gehalt an Milchsäure. Der Wert des kalten Glases, morgens nüchtern, ist bekannt – Sauerkrautsaft, Naturmolke oder Gemüsesaft mit einem Eßlöffel Frischpflanzenpreßsaft von Petersilie, Schnittlauch, Kresse, Radieschen, Knoblauch oder Zwiebel. Gut gekühlt muß es sein, dann hilft es. Diese Mittel wirken wie echte Heilmittel und gehörten eigentlich in unsere Hausapotheke, wenn sie nicht in der Küche besser Platz hätten.

Aber auch bei den offiziellen Abführspezialitäten sind zuerst die Nahrungsmittel zu beachten. In der Gruppe jener Abführmittel nämlich, welche das »Stuhlvolumen« vermehren, sind zwei Typen von Nahrungsmitteln registriert:
1. Die durch *Ansaugen* von Flüssigkeit wirkenden Füllmittel: Pflaumen, Feigen, Tamarinde.
2. Die durch *Quellung* wirkenden Füllmittel: Leinsamen, Weizenkleie. Grundsätzlich soll betont werden, daß diese auch als Nahrungsmittel möglichen Abführmittel bei der chronischen Darmträgheit stets die erste Wahl darstellen sollten – allenfalls noch unterstützt durch die harmloseren unter den Heilpflanzen, wie Hibiskus, Manna-Esche und Schlehdorn. Schon die salinischen Abführmittel (Bittersalz, Glaubersalz, Karlsbadersalz) sind zweite, nur gelegentlich und kurzfristig zu nutzende Wahl, da sie für eine län-

gere Anwendungsdauer zumindest in den zum Abführen üblichen Dosen nicht empfohlen werden können.

Mittel für die chronische, gewohnheitsmäßige Verstopfung

1. Die durch Ansaugen von Flüssigkeit wirkenden Füllmittel

Die Gebräuchlichsten sind die Nahrungsmittel Pflaumen, Feigen und Tamarinde, die Hibiskusblüten als Tee und die Manna-Esche als Sirup. Sie wirken »osmotisch«, wie der Fachausdruck heißt – sie saugen im Darm Flüssigkeit an und vermehren dadurch die Stuhlmenge. Die salinischen Abführmittel folgen ebenfalls diesem Prinzip, gehören also, von der Wirkung her gesehen, in die gleiche Gruppe.

a) Pflaumen, Feigen und Tamarinde

Ihre Wirkung beruht in erster Linie auf dem Gehalt an Fruchtsäuren – Apfelsäure, Weinsäure, Zitronensäure –, wobei Zellulose, Pektine und Arabane, welche zusätzlich vorhanden sind, die Wirkung verstärken. Besonders Pflaumen und Feigen werden in der Form des Backobstes verwendet. Das geerntete Material wird dabei im Backofen so lange gedarrt, bis es nur mehr 30% seines Wassergehaltes aufweist. Von Pflaumen könnte man sich das Mittel also selbst herstellen. Allerdings wirken nicht alle Pflaumen befriedigend, da die Gehalte an Fruchtsäuren sehr verschieden sind. Die beste Handelsware stammt von »kalifornischen« Sorten, die auch unreif gedarrt werden können, was besseren Gehalt bedingt. Man weicht eine kleine Handvoll Pflaumen und/oder Feigen abends in kaltem Wasser ein und ißt sie leicht angewärmt morgens auf nüchternen Magen, gegebenenfalls aber nach dem kalten Trunk. Andere gebrauchsfertige Erzeugnisse sind die Mus-Formen. Verwendet wird die Pulpa (das Mark) der Früchte, welche in Wasser gelöst

wird. Zur Wirkungsverstärkung wird das Material mit Fruchtsäuren oft noch angereichert.
Die üblichen Dosen für Pflaumen-, Feigen-, Tamarindenmus: Erwachsene 2 Eßlöffel, Kinder je nach Alter 1–3 Teelöffel. Allenfalls auch mehrmals täglich – nachteilige Wirkungen sind ja nicht zu erwarten. Die aus Afrika stammende Tamarinde wird ebenso wie die Feige auch als Basis für sogenannte Fruchtwürfel verwendet. Allerdings haben diese meist auch einen Zusatz von Senna und sind daher für den Dauergebrauch nicht zu empfehlen. Ihre Berechtigung haben solche Fruchtwürfel trotzdem, aber mehr auf dem Gebiet der bei bestimmten Anlässen wiederkehrenden Verstopfung des sonst Darmgesunden. Darüber wird weiter unten berichtet.

b) Die Hibiskusblüten

Sie stammen von Hibiscus sabdariffa, der in Java, Ceylon und Ägypten heimischen »roten Malve«. Auch sie wirken auf Grund von Fruchtsäuren. Mindestens 13,5% davon muß einwandfreie Handelsware enthalten, das ist vorgeschrieben. Man verwendet den sehr erfrischend schmeckenden Tee für sich allein oder im Gemisch mit anderen Pflanzen. Hibiskus verleiht allen Mischungen eine schöne rote Farbe. Die stuhlfördernde Wirkung ist zwar nur gering, aber da keine nachteiligen Wirkungen bekannt sind, kann man bei Bedarf auch mehrere Tassen täglich trinken.
Hibiskusblüten = Flores Hibisci
Einzeldosis: 2 Teelöffel
Dosis beim Hinzumischen: 1 Teelöffel

c) Die Manna-Esche

Die Wirksubstanz ist das d-Mannit, welches aus dem Manna gewonnen werden kann. Dieses ist der ausgetrocknete Saft der Manna-Esche, einer in Sizilien und Südrußland vorkommenden Eschenart. Heute wird das d-Mannit auch teilsynthetisch aus dem Fruchtzucker gewonnen. Verwendet wird der Sirup:

Manna-Sirup = Sirupus Mannae

Dosis: 2 Eßlöffel für Erwachsene, 1–3 Teelöffel für Kinder. Wenn man die Dosen sehr stark überzieht, kann es durch übergroße Mengen wäßrigen Stuhles zu Flüssigkeits- und Mineralienverlusten kommen. Die Dosen sollten also eingehalten werden. Das d-Mannit gibt es auch als Pulver. 1 Eßlöffel für Erwachsene, 1 Teelöffel für Kinder, bis zu 3mal täglich.

d) Die salinischen Abführmittel

Bittersalz = Natriumsulfat, Glaubersalz = Magnesiumsulfat und Karlsbadersalz = ein Gemisch aus Sulfaten, Natriumbikarbonat und Kochsalz wirken ebenfalls durch Ansaugen von Wasser und verflüssigen dadurch den Darminhalt. Für kurzfristige Anwendungen sind sie gut geeignet. Nach Einnahme von einem gestrichenen Teelöffel, gelöst in einem Viertelliter lauwarmen Wasser, tritt der Erfolg gewöhnlich nach eineinhalb Stunden auf. Die salinischen Abführmittel eignen sich besonders zum Vor- und Zwischenreinigen des Darmes bei Fastenkuren, Teilfastenkuren und speziellen Kuren gegen die chronische Verstopfung. Für einen begrenzten Zeitraum kann man sie auch täglich verabreichen, insbesondere das Karlsbadersalz, welches dem Salzmuster der *Karlsbader »Sprudelquelle«* nachempfunden ist. An der Sprudelquelle hat schon Goethe dreiwöchige Trinkkuren durchgeführt. Für Kuren am wenigsten geeignet ist das Bittersalz, da es die Magenschleimhaut stärker belastet. Für einmalige Anwendungen aber, zum Durchbrechen einer allzu lästigen Verstopfung, kann man auch das Bittersalz verwerten. Eine Daueranwendung aber kann bei jedem der salinischen Abführmittel Schaden bringen: das Mineraliengleichgewicht des Körpers wird früher oder später gestört.

2. Die durch Quellung wirkenden Füllmittel

a) Der Leinsamen

Verwendet werden die getrockneten, reifen Samen des Leins. Es gibt, wie bei den Pflaumen, Wirkunterschiede von Sorte zu Sorte. Für Heilzwecke bestimmte Handelsware stammt aus Spezialzuchten, was bestmöglichen Effekt garantiert. Der Leinsamen wirkt teils wegen seines guten Quellungsvermögens, teils wegen seines Öles, welches als Gleitmittel bei der Dickdarmentleerung hilft. Vorhandene Schleimstoffe schützen überdies Magen und Darm. Die Stuhlentleerung tritt nach erstmaliger Leinsameneinnahme meist nicht prompt auf. Manchmal muß man drei und mehr Tage warten. Oft genug aber spielt sich dann eine brauchbare Verdauung ein. Die Dosen müssen ausreichend sein: 1 bis 2 Eßlöffel morgens und abends, mit etwas Wasser. Wenn man von dem fertig verpackten zerquetschten Leinsamen (Semen Lini contusum, wirkt stärker) Gebrauch macht, muß man das Material, wenn die Packung einmal angerissen ist, binnen einer Woche verbrauchen, da das Leinöl sonst ranzig wird, wie übrigens jedes besonders hochwertige Öl. Zerquetschten Leinsamen rührt man am besten in Kompott oder Müsli ein.

Leinsamen = Semen Lini

Dosierung: Zweimal täglich 1 bis 2 Eßlöffel mit etwas Wasser.

b) Die Weizenkleie

Weizenkleie ist das bei der Vermahlung des Weizens anfallende Restprodukt aus Frucht- und Samenschalen des Weizens. Auch Teile der Aleuronschicht sind in der Kleie enthalten. Deshalb besteht diese nicht nur aus Faserstoffen, welche für die Stuhlvermehrung sorgen. 15% Eiweiß, konzentrierter Gehalt an den Vitaminen B_3 und B_6 sowie an den Mineralien Magnesium und Phosphor machen die Weizenkleie zu einem hochwertigen Ergänzungsnahrungsmittel. Übliche Weizenkleie kann Schadstoffe enthalten, etwa Cadmium. An Diätkleie für Verdauungszwecke werden von Gesetzes wegen besondere Reinheitsanforderungen gestellt. Auch muß Diätkleie einen geringeren Wassergehalt haben als gewöhnliche Kleie und bestimmte Fermenthemmstoffe müssen inaktiviert sein. Es gibt sehr gute Produkte.

Die Dosierung ist dieselbe wie beim Leinsamen. 1 bis 2 Eßlöffel morgens und abends. Höhere Dosen bringen keinen Mehreffekt. Von großer Wichtigkeit ist die ausreichende Flüssigkeitszufuhr. Sonst erreicht man das Gegenteil, und die Weizenkleie wirkt wie ein Stopfmittel.

Mittel für die situationsbedingte Verstopfung

Diese Form der Verstopfung ist weit verbreitet. Unter normalen Bedingungen funktioniert die Verdauung klaglos, da ist man »darmgesund«. Bei bestimmten Anlässen aber ist man hoffnungslos verstopft. Man spricht von der situationsbedingten Verstopfung des *sonst* Darmgesunden, genaugenommen eine akute Verstopfung – allerdings eine, bei der man um den Verursacher aus Erfahrung Bescheid weiß. Meist sind es Reisen, Ortswechsel, Kostwechsel, längere erzwungene Bettruhe, welche das Geschehen auslösen. Das sind Umstände, bei denen eine einmalige oder kurzfristige Anwendung auch der stärkeren pflanzlichen Abführmittel angebracht ist: Sennesblätter und -schoten, Aloesaft, Cascararinde, Faulbaumrinde und Medizinalrhabarberwurzel. Ihr Sammelbegriff ist »emodinhaltige Abführmittel« oder »Anthraglykosid-Drogen«. Bei Dauergebrauch sind diese Mittel gefährlich. Sie wirken verläßlich, aber nicht, wie die bisher besprochenen Mittel auf naturnahe Weise, sondern auf Grund eines chemischen Umlagerungsprozesses. Durch die Einnahme eines der emodinhaltigen Abführmittel wird der Stuhlgang nicht körpergerecht ermöglicht, sondern körperfremd provoziert. Die Entleerungen entstehen unphysiologisch, also auf nicht normale Weise. Dementsprechend ist auch die Zusammensetzung des Stuhles, welche ja genauso wie die Zusammensetzung der Ernährung »vollwertig« sein soll (nur im umgekehrten Sinn), nicht mehr in Ordnung. Einseitige Verluste sind die Folge. Bei Dauergebrauch treten ganz bestimmte Schäden auf:

1. Es kommt zu Veränderungen am Dickdarm selbst. Diese sind so auffallend, daß sie der Röntgenarzt bei der Durchleuchtung mit freiem Auge erkennen kann. Auch das Nervengeflecht, welches den Dickdarm steuert, wird angegriffen. Man spricht vom Laxativ-Colon, vom »Abführmittel-Dickdarm«.
2. Durch chronische Blutüberfüllung der Beckenvenen wird die Ausbildung von Hämorrhoiden und Krampfadern gefördert.
3. Es kommt zur Mineralienverarmung des Körpers, was sich in zahlreichen Folgen äußert – von chronischer Müdigkeit und Impotenz bis zu brüchigen Knochen und Nierenschwäche.

Der Dauergebrauch von emodinhaltigen Abführpflanzen oder von Mischungen, in denen sie vertreten sind, ist also immer zugleich auch Mißbrauch. Es gibt Unterschiede in der Gefährlichkeit. So könnte man sagen, daß Senna und Aloe die härteren Drogen, Cascara, Faulbaum und Medizinalrhabarber die weicheren sind. Harmlos bei Dauergebrauch ist keine.

Ganz anders die einmalige, gelegentliche Anwendung. Zur Durchbrechung einer Reiseverstopfung etwa, die einem das erste Drittel des Urlaubes sonst voll verleiden kann. Hier ist die Anwendung gerechtfertigt. Hier kommt auch die prompte Verläßlichkeit dieser Mittel zum Tragen: 6 bis 8 bis 10 Stunden nach einer richtig dosierten Einnahme tritt der angestrebte Erfolg, ein dick- bis dünnbreiiger Stuhl, fast mit Sicherheit auf. Es gibt handelsübliche Fruchtwürfel für diesen Zweck, auch gut abgestimmte Teemischungen.

Eine einfache Mischung aus den leichteren der emodinhaltigen Abführpflanzen zusammen mit dem sehr mild abführenden (emodinfreien) *Schlehdorn:*

Schlehdornblüten = Flores Pruni spinosae
Faulbaumrinde = Cortex Frangulae
Medizinalrhabarberwurzel = Rhizoma Rhei
zu gleichen Teilen.

Einzeldosis: 2 Teelöffel

Mit einem Viertelliter siedendem Wasser überbrühen, 10 Minuten ziehen lassen, abseihen. Auf 2 Tagesdosen verteilt trinken. Sehr gut geeignet zur Überwindung von Darmträgheit während oder nach Reisen. Nicht geeignet für den Dauergebrauch.

Hibiskusblüten

Chronische Darmträgheit
Einzeldosis: 2 Teelöffel
Mischdosis: 1 Teelöffel
Überbrühen, gedeckt ziehen
Datum: . . . . . .

Manna-Sirup

Chronische Darmträgheit
Erwachsenendosis:
2 Eßlöffel
Kinderdosis: 1–3 Teelöffel
Datum: . . . . . .

Pflaumenmus

Chronische Darmträgheit
Erwachsenendosis:
2 Eßlöffel
Kinderdosis: 1–3 Teelöffel
Datum: . . . . . .

Feigenmus

Chronische Darmträgheit
Erwachsenendosis:
2 Eßlöffel
Kinderdosis: 1–3 Teelöffel
Datum: . . . . . .

Tamarindenmus

Chronische Darmträgheit
Erwachsenendosis:
2 Eßlöffel
Kinderdosis: 1–3 Teelöffel
Datum: . . . . . .

Schlehdornblüten, Faulbaumrinde, Medizinalrhabarberwurzel

zu gleichen Teilen
Verstopfung
Einzeldosis: 2 Teelöffel
Überbrühen mit $^1/_4$ Liter
auf 2 Tagesdosen verteilen
Nur für Erwachsene, kein Dauergebrauch!
Datum: . . . . . .

Bittersalz

Verstopfung, Darmreinigung
Einzeldosis: 1 gestrichener Teelöffel in $^1/_4$ Liter Wasser, lauwarm.
Kein Dauergebrauch!
Datum: . . . . . .

Glaubersalz

Verstopfung, Darmreinigung
Einzeldosis: 1 gestrichener Teelöffel in $^1/_4$ Liter Wasser, lauwarm.
Einmalig und für begrenzte Kuren, kein Dauergebrauch!
Datum: . . . . . .

Karlsbadersalz

Verstopfung, Darmreinigung
Einzeldosis: 1 gestrichener Teelöffel in $^1/_4$ Liter Wasser, lauwarm.
Einmalig und für begrenzte Kuren, kein Dauergebrauch!
Datum: . . . . . .

Diät-Leinsamen

Chronische Darmträgheit
Einzeldosis: 1–2 Eßlöffel mit Flüssigkeit, 2x täglich
Datum: . . . . . .

Diät-Weizenkleie

Chronische Darmträgheit
Einzeldosis: 1–2 Eßlöffel mit Flüssigkeit, 2x täglich
Datum: . . . . . .

Mittel für die Leber, die Gallenwege und die Bauchspeicheldrüse

Der Leber, den Gallengängen mit der Gallenblase und der Bauchspeicheldrüse dürfen wir in unserer Hausapotheke ein gemeinsames Abteil reservieren. Immerhin stellen sie auch innerhalb unseres Körpers eine besondere Funktionseinheit dar: Leber und Bauchspeicheldrüse bilden für die Verdauung wichtige Stoffe, welche von der einen Seite über die Leber-Gallengänge und von der anderen Seite über die Bauchspeicheldrüsengänge in einen gemeinsamen Kanal transportiert werden, der dann in den Zwölffingerdarm mündet. Die Gallenblase ist mit diesem Kanalsystem – am von der Leber herkommenden Hauptgang – im Seitenschluß verbunden. Bei diesen engen Verbindungen leuchtet ein, daß Störungen in einem Teil des Systems sich unmittelbar auf die anderen Abschnitte beziehungsweise auf die »daranhängenden« Organe auswirken können. Natürlich gehören auch der Zwölffingerdarm, der vor diesem liegende Magen und der dahinter liegende Dünn- und Dickdarm zur erweiterten Funktionseinheit. Sehr anschaulich sind die Beziehungen in der Vorstellungswelt der chinesischen Akupunktur ausgelegt. Da gibt es, als Ausdruck besonderen Nahverhältnisses zwischen Organen, die sogenannte »Ehemann/Ehefrau-Regel«. Die Bauchspeicheldrüse ist hier mit der Leber verehelicht, die Gallenblase mit dem Magen. Und so ist das gemeint: Wenn es dem Ehemann gutgeht, dann muß auch die Ehefrau nicht darben; sie kann sich einiges leisten. Ist der Ehemann aber schwach und mittellos, dann kann auch seine Frau keine großen Sprünge machen.

Schon eine kleine Anfechtung – in unserem Fall wäre das ein geringer Diätfehler – wirft sie um. Das, was man einen »guten Magen« im Sinne von robuster Verdauung nennt, ist jedenfalls nicht mehr vorhanden, wenn auch nur einer der Partner angeschlagen ist. Der Dünndarm übrigens ist mit dem Dickdarm verbunden, was auch einleuchtet: Wenn er dem Dickdarm schlecht verarbeitetes Material übergibt, dann ist auch dieser in Schwierigkeiten. Es gibt, in der chinesischen Darstellung, noch mehr Verflechtungen. So ist die Gallenblase nicht nur der Ehepartner des Magens, sondern zugleich auch die Mutter der Leber. Der Dickdarm ist die Mutter des Magens, und diese wiederum jene der Bauchspeicheldrüse. Das alles folgt einer zweiten Beziehung, der »Mutter/Sohn-Regel«. Sie soll bestimmte energetische Verhältnisse der Organe beziehungsweise ihrer Akupunktur-Meridiane zueinander verdeutlichen. Das Studium dieser zu Anschauungszwecken gebildeten altchinesischen Regeln ist nicht nur amüsant, es vermittelt sogar ein durchaus nicht unbrauchbares Bild davon, wie es im Körper zugeht; welches Organ mit welchem besonders mitleiden muß, welches am besten Hilfestellung leisten kann. Eine steingefüllte und entzündete Gallenblase zum Beispiel schlägt sich nicht nur auf ihren Ehepartner, den Magen, wo man dann auch andauernden Druck und schweres Völlegefühl verspürt – schon nach dem kleinsten Diätfehler, der noch dazu gar nicht den Magen, sondern die Galle belastet; darüber hinaus gibt die Gallenblase auch sich negativ auswirkende Energie an ihren Sohn Leber ab – in Form von Rückstau. Dieser wieder teilt sein Leid mit seinem Ehepartner, der Bauchspeicheldrüse. Dort gibt es dann Entzündungen, meist in Schüben – ein sehr ernst zu nehmendes Geschehen, das so lange bestehen bleibt, bis der Verursacher ausgeschaltet ist. Bei einer entzündeten Stein-Gallenblase als Urheber der Bauchspeicheldrüsenentzündung wird man operieren, sonst gibt es keine Ruhe. Es leuchtet auch ein, daß man am Kern der Sache vorbeibehandelt, wenn man sich in einem solchen Fall therapeutisch auf die Bauchspeicheldrüse einschießt und das eigentliche Dahinter, nämlich die Gallenblase, ignoriert. Und auch das spürt man: Das ganze Rundherum um Leber, Gallengänge, Gallenblase und Bauchspeicheldrüse mit dem Magen und den verschiedenen Gedärmen ist genauso kompliziert, wie es diese inzuchtartig verflochtenen Familienverhältnisse der chinesischen Darstellung ausdrücken wollen. Die Erstellung sicherer Diagnosen ist schwierig, und ein Laie könnte arg danebentippen. Wenn also ungeklärte Beschwerden im Oberbauch auftreten, sollte man, bevor man von den in der Folge beschriebenen Mitteln unserer Hausapotheke systematischen Gebrauch macht, den Arzt zu Rate ziehen. Auch dieser wird oft genug moderne Untersuchungsmethoden zur Klärung heranziehen, eben weil die Materie diagnostisch schwierig ist. Die Mittel selbst nun teilt man in solche ein, die

a) vorwiegend auf die Leber wirken,

b) vorwiegend die Gallenwege mit der Gallenblase beeinflussen, und

c) vorwiegend auf die Bauchspeicheldrüse wirken.

Mittel, die vorwiegend auf die Leber wirken

Die Leber hat im Dienste unseres Körpers ein beachtliches und vielfältiges Arbeitspensum zu erfüllen. Neben ihrer Mitarbeit bei der Verdauung im Darm ist sie sowohl zentrales Stoffwechsel- als auch Entgiftungsorgan. Sie ist schadanfällig, hat aber ein ganz außergewöhnliches Selbstheilvermögen, welches Belastungen immer wieder gutmacht – wenn man ihr nur die Möglichkeit dazu gibt. Die ersten Gebote für jeden also, der seine Leber gesund erhalten will: sie nicht sinnlos überfordern und ihr immer wieder besondere Ruhepausen zur Beseitigung allfälliger Schäden gönnen. Überfordert wird die Leber vorwiegend durch echte Gifte, durch Genußgifte und durch zu falsche, zuviel oder zuwenig Nahrung. Daß bei den echten Giften schon die Schadstoffbelastung unserer Umwelt den Anfang macht, weiß inzwischen jeder, der von in Reh- und Hasenlebern gespeicherten Schwermetallen gehört hat. Der Alkohol ist das prominenteste Genußgift. Regelmäßig überzogene Mengen schaden – langsam, aber sicher. Nicht nur, weil sie überzogen sind, sondern auch, weil die Pausen zur Wiederaufbereitung der Leber fehlen. Ein ordentlicher Festtag dagegen, bei dem man über die Schnur haut, schadet weniger, wenn die folgenden Tage von einem vernünftigen, bescheidenen und regelmäßigen Lebenswandel gekennzeichnet sind. Diese besondere Empfindlichkeit gegen *chronischen* Alkoholgenuß teilt die Leber mit der Bauchspeicheldrüse – schließlich sind ja die beiden Ehepartner »auf chinesisch«.

In unseren Landen ist es des weiteren meist die Völlerei, welche der Leber schadet. Übergewicht und erhöhte Blutfette tun ihr auf die Dauer nicht gut. Wieder eine Empfindlichkeit, die sie mit der Bauchspeicheldrüse gemeinsam hat. In anderen Ländern ist der Hunger die Hauptursache für Leberschäden ... eine gut ausgewogene Kost jedenfalls ist immer richtig. Nicht zuviel Fleisch und Fisch, nicht zuwenig Gemüse, nicht die Milchprodukte vergessen. Nicht zu fett, nicht zu süß, nicht zuviel und nicht zu überzüchtet –

das sind die wesentlichsten Punkte; hier werden bei uns die meisten Fehler gemacht.
Eine besondere Rolle spielt das *Vitamin E.* Es ist ein sogenannter Radikalfänger. Radikale sind Molekülteile, die den Beginn von chemischen Abläufen einleiten, an deren Ende dann die Leberzellschädigung steht. Zahlreiche Lebergifte wirken so. Mittel, welche Radikale »fangen« und neutralisieren können, schützen die Leber vor Giften. Das Vitamin E, welches auch dazugehört, ist konzentriert enthalten in Kernen, Keimen und Nüssen bzw. den daraus gewonnenen Ölen. Man sollte auf sie nicht vergessen – kleine, regelmäßige Mengen schon bringen große Vorteile.
Weitere Nahrungsmittel mit wirksamen Leberschutzstoffen sind:

a) Die *rote Bete* (rote Rübe) und die Zuckerrübe mit ihrem Betain.
b) die *Artischocke* mit ihrem Cynarin.

Die rote Bete (rote Rübe) nutzt man gewöhnlich in Form ihres Saftes. Ein großes Glas täglich, kurmäßig über mehrere Wochen. Die Zuckerrübe wird von der pharmazeutischen Industrie verwertet – das Betain wird zusammen mit dem Sorbit, einem Zuckeraustauschstoff aus der Vogelbeere, zu einem in Wasser oder Säften löslichen Granulat verarbeitet. Sehr interessant ist die Artischocke. Neben ihrer Leberschutzwirkung fördert sie auch den Gallenfluß. Darüber hinaus baut sie erhöhte Blutfette ab und greift positiv in den Cholesterinstoffwechsel ein. Außerdem enthält sie neben dem Cynarin auch den Bitterstoff Cynaropikrin. Das macht sie zusätzlich zu einem kräftigenden Bittermittel. Wegen dieser beachtlichen Breite und wegen ihrer sonstigen Unbedenklichkeit sollte die Artischocke zu einem bevorzugten Kurmittel älterer Menschen werden. Eine einfa-

che Anwendung erlaubt der Frischpflanzenpreßsaft, in Flaschen zu meist 160 ml erhältlich.
Dosierung: 1–2 Eßlöffel, 2–3mal täglich, am besten vor den Mahlzeiten, um auch die Wirkung der Artischocke als Aperitif zu nutzen.
Artischockensäfte und -extrakte werden aus den großen grünen Blättern gewonnen, welche entweder knapp vor der Blüte oder während der Fruchtreife geerntet werden. Sie sind reich an Heilstoffen, für die Küche aber unbrauchbar, da viel zu bitter. Die als Feingemüse verwendeten Artischockenböden sind ebenfalls sehr gesund und werden oft als besonderes Diabetikergemüse empfohlen; ihr Heilstoffgehalt aber ist geringer. Artischockensaft-Kuren werden üblicherweise auf die Dauer von 4 – 6 – 8 Wochen empfohlen, einen echten Begrenzungsgrund gibt es aber nicht.

Die Mariendistel

Ähnlich wie bei der Artischocke erkannte man bei der Mariendistel – in manchen Ländern auch »wilde Artischocke« genannt – ihren Wert als Bittermittel schon von alters her. Daß ihr aber auch eine bedeutende Leberschutzwirkung eigen ist, bemerkte erstmals der zu Goethes Zeiten lebende deutsche Arzt Johann Gottfried Rademacher. Die von ihm entwickelte »Rademacher'sche Mariendisteltinktur« war dann eines der in den Hausapotheken des vorigen Jahrhunderts am häufigsten vertretenen Mittel. Leberschützend, gallenflußfördernd, krampflösend – das sind die Haupteigenschaften der Tinktur bzw. der Mariendistel. In unserem Jahrhundert aber wurde es still um die Pflanze. Sie wurde, wie die meisten Pflanzen, als vom Fortschritt überholt angesehen. Bis in ihr im Jahre 1968 eine noch unbekannt gewesene Stoffgruppe entdeckt wurde. Dieser gab man den Sammelnamen Silymarin, nach den Anfangssilben von Silybum

marianum = Mariendistel. Das Silymarin hebt die Wirkung von Lebergiften auf; darüber wurden inzwischen zahlreiche medizinische Arbeiten geschrieben.
Für die Anwendbarkeit stehen mehrere Möglichkeiten zur Verfügung:

a) *Der aus den Früchten zubereitete Tee*
Mariendistelfrüchte = Fructus Cardui Mariae
Einzeldosis: 1 Teelöffel
Dosis beim Hinzumischen: $^1/_2$ – 1 Teelöfel
Überbrühen, 10 Minuten ziehen lassen. 3mal täglich eine Tasse, eventuell eine vierte Tasse vor dem Schlafengehen.

b) Die *Mariendistel-Urtinktur* = Cardus marianus Ø
Einzeldosis: 3mal 10 Tropfen, auf Brot, pur oder in Flüssigkeit.
Die Liste ihrer Wirksamkeit ist breit gefächert: von Leberschutz, Gallewirkung und Bauchkrämpfen bis zu Rachenbrennen, rechtsseitigem Kopfschmerz, Schulterblattschmerz und Wundsein am After (»Wolf«), was alles eben vom Leber-Gallesystem her verursacht sein kann.

c) Es gibt Kapseln mit exakt berechnetem Silymaringehalt. Sie werden hauptsächlich bei bereits bestehenden Leberschäden verordnet. Gewöhnlich 3mal 2 Kapseln, nach den Mahlzeiten einzunehmen. *Legalon 70* und *Apihepar* sind Handelsnamen. Auch eine Infusionslösung zur Anwendung bei der Knollenblätterpilzvergiftung gibt es bereits. Daß das Silymarin der Mariendistel Knollenblätterpilzvergiftungen vorbeugt, war eine der ersten Beobachtungen in neuerer Zeit. Tatsächlich könnte man sagen: zu Pilzgerichten vor der Mahlzeit auch die Mariendistel einnehmen. In Zweifelsfällen lebt man länger.

Mittel, die vorwiegend auf die Gallenwege wirken

Ihre Wirkung setzt mehrfach an:
1. Förderung der Produktion von Galle durch die Leber (cholagoge Wirkung)
2. Förderung des Abflusses der bereits gebildeten Galle (choleretische Wirkung)
3. Förderung der Gallenblasenentleerung (cholekinetische Wirkung)

Wenn man auf einer Arzneipackung also liest, daß ein Mittel ein Cholagogum, ein Choleretikum oder ein Cholekinetikum ist, dann weiß man, was damit gemeint ist. Sehr viele Pflanzen haben eine oder mehrere dieser Wirkungen. Das hat man zum Teil erst in jüngerer Zeit entdeckt, und zwar mit Hilfe einer in den Zwölffingerdarm eingeführten Beobachtungssonde. So ist die Minze nicht nur Magenmittel, sondern auch ein Cholagogum, ein die Bildung der Galle anregendes Mittel. Die oben beschriebene Artischocke ist ein hervorragendes Choleretikum und Cholekinetikum (neben der Leberschutzwirkung), ebenso die Mariendistel. Einige Pflanzen sind gewissermaßen Spezialisten, obwohl sie alle auch noch andere Wirkungen haben. So das *Schöllkraut,* der *Beifuß,* die *Schafgarbe,* die *Odermennig,* die *Curcumawurzel* und auch der *Rettich.* Besonders letzterer beugt, wenn man ihn oder seinen Saft regelmäßig anwendet, Gallenwegserkrankungen beachtlich vor, wie man aus Volksgruppenbeobachtungen weiß. Für unsere Hausapotheke wollen wir uns auf zwei solcher Spezialisten beschränken: auf den Wermut und auf den Erdrauch.

Der Wermut

Drei Wirkungen stehen im Vordergrund: das Ausschwemmen gestauter Galle, die Krampflösung und die des kräftigenden Bittermittels. Der Wermut wirkt also besonders bei Störungen des Gallenabflusses mit schmerzhaftem Druckgefühl im Oberbauch und mangelhafter Magenarbeit; man hat das Gefühl, einen Stein im Magen zu haben. Die Wirkung ist sehr verläßlich, deshalb erfreut sich der Wermuttee, obwohl er recht bitter schmeckt, bei den Menschen, die ihn brauchen, großer Beliebtheit.

Wermutkraut = Herba Absinthii
Einzeldosis: 2 Teelöffel
Dosis beim Hinzumischen: 1 Teelöffel

Herstellung durch Überbrühen. Gedeckt ziehen lassen, damit die für Krampflösung und Schmerzstillung verantwortlichen Duftöle nicht verlorengehen. Bei allgemeiner Galleempfindlichkeit genügt meist eine Tasse täglich – nach der Hauptmahlzeit. Kuren mit 3 Tassen täglich, nach den Mahlzeiten, werden auf 4–6 Wochen beschränkt. Eine andere Anwendungsform ist die Tinktur:

Wermut-Tinktur = Tinctura Absinthii
Einzeldosis: 30 Tropfen (in Wasser)
Dosis beim Hinzumischen: 20 Tropfen (in einen anderen Tee).

Die Tinktur ist sehr gut geeignet, um Diätfehler im nachhinein zu korrigieren. Es gibt auch einen Wermutsaft. Dosierung: 1–2 Eßlöffel.

Will man die Galle beeinflussen, dann gibt man den Wermut, in welcher Form auch immer, stets nach den Mahlzeiten. Strebt man dagegen die appetitanregende Wirkung des Bitterstoffes an, nimmt man ihn vor der Mahlzeit, als Aperitif, etwa als hochwertigen Wermutwein (15% Alkohol), daher Einzeldosis: 50 ml = ein knappes Sechzehntel).

Der Erdrauch

Der Erdrauch, den die Volksmedizin immer schon als gutes »blutreinigendes« Mittel schätzte, weil sich bei ihm eine gering abführende mit einer gering ausschwemmenden Wirkung verbindet, erhielt im Jahre 1966 auf Grund von Untersuchungsergebnissen französischer Forscher eine besondere Stellung unter den Heilpflanzen. Auf eigenartige Weise nämlich reguliert er das Geschehen in den Gallenwegen: Er steigert den Gallenfluß, wenn dieser zu schwach ist; er senkt den Gallenfluß, wenn dieser zu stark ist. Ist schließlich der Gallenfluß normal, dann wird er durch den Erdrauch überhaupt nicht beeinflußt. Wegen dieser merkwürdigen Eigenschaft hat man den Erdrauch als »Amphicholeretikum« bezeichnet, als Mittel, welches den Gallenfluß nach beiden Seiten korrigieren kann – was eben gerade mehr gefragt ist. Der Erdrauch hat auch eine gute Wirkung auf die Fernsymptome von Gallengeschehen, wie rechtsseitigen Kopfschmerz, Schulterblattschmerz und Hauterkrankungen, wenn sie von der Galle her kommen.

Für unsere Hausapotheke empfiehlt sich der Tee:
Erdrauchkraut = Herba Fumariae
Einzeldosis: 2 Teelöffel
Dosis beim Hinzumischen: 1 Teelöffel
Kalt ansetzen, zum Sieden erhitzen, vom Herd nehmen, 10 Minuten ziehen lassen. Dieser Tee wird vor den Mahlzeiten getrunken. Bei Bedarf 3 Tassen täglich, auch mehr. Bei Frühjahrs- und Herbstreinigungstees sollte man den Erdrauch stets beimischen. Er paßt überall dazu und ist eine echte Bereicherung. Es gibt auch Tabletten mit exaktem Erdrauchgehalt – 250 mg pro Tablette. Dosierung: 1–2 Tabletten vor den Mahlzeiten (Oddibil).

Mittel, die vorwiegend auf die Bauchspeicheldrüse wirken

Störungen der Bauchspeicheldrüse sind oft genug Begleiterscheinungen anderer Leiden. Die schubweise akute und die chronische Bauchspeicheldrüsenentzündung haben meist ein Gallensteinleiden oder den allzu regelmäßig überzogenen Alkoholgenuß im Hintergrund.
Beim Gallensteinleiden wartet man, bis die akuten Bauchspeicheldrüsensymptome abgeklungen sind; dann bereinigt man die Situation, was am klaglosesten meist operativ geht. Ist der Alkoholkonsum der Verursacher, dann geht man einmal auf abstinent. Es ist beeindruckend, wie schnell dann Schmerzen und sonstige Beschwerden verschwinden (und wie schnell sie wieder da sind, wenn man wieder überzieht). Während also diese häufigsten Ursachen an ihrer eigenen Wurzel behandelt werden sollten, gibt es nun doch auch Mittel in unserer Hausapotheke für die Bauchspeicheldrüse. Sie sind vor allem dann angebracht, wenn die Schwäche des Organs, ausreichend Säfte für die Verdauung zu bilden, im Vordergrund steht. Pankreatoprive Maldigestion – auf die Bauchspeicheldrüse zurückzuführende Verdauungsschwäche – ist der Fachausdruck dafür. Hier wirken die *Enzymersatzmittel* wie Pankreon, Panzynorm und Pankreaplex, die alle in unserer Hausapotheke durchaus ihren Platz haben. Welches dieser Mittel im persönlichen Fall richtig ist, ob mit oder ohne Entschäumer, das sollte der Arzt beurteilen. Alle in diesem Kapitel bereits erwähnten Mittel für Leber und/oder Gallenwege unterstützen selbstverständlich auch die Bauchspeicheldrüse, wenn auch oft nicht direkt, sondern über den Umweg der Stärkung eines »verwandten« Organs. *Haronga,* dessen vordergründige Wirkung blähungswidrig ist, entlastet ebenfalls die Bauch-

speicheldrüse. Sein besonderer Einsatz: nach überschweren Speisen. Manche Pflanzen erleichtern der Bauchspeicheldrüse ihre Arbeit durch eiweißaufspaltende Stoffe, die sie enthalten – die frische *Ananas* bzw. deren Saft durch das Bromelin, der Saft der unreifen Früchte des *Melonenbaumes* durch das Papain. Beide Stoffe gibt es auch in verdauungsaktiven Dragees. Zwei einfache Pflanzen wollen wir besonders erwähnen: den *Spinat* und die *Brennessel*. Sie wirken auf Grund ihres Gehaltes an Sekretin, ein die Bauchspeicheldrüse speziell aktivierender Stoff. Beim Spinat eignet sich am besten der Frischpflanzenpreßsaft (man kann nicht jeden Tag Spinat essen) – 2 Eßlöffel zu den Mahlzeiten. Dasselbe gilt für den Brennessel-Frischpflanzenpreßsaft.

Mit der Brennessel kann man auch eine Tee-Kur machen:
Brennesselblätter = Folia Urticae
Einzeldosis: 2 Teelöffel
Dosis beim Hinzumischen: 1 Teelöffel
Der Tee wird durch Überbrühen hergestellt. Wenn er die Bauchspeicheldrüsenaktivität beeinflussen soll, dann trinkt man ihn vor bzw. zu den größeren Mahlzeiten. Will man von der Brennessel aber die allgemeine Entschlackung, dann ist die Morgentasse am wertvollsten.

Artischocken-Saft

Leber/Galle/Blutfette/
kräftigend
Einzeldosis: 1–2 Eßlöffel
pur oder verdünnt vor den
Mahlzeiten
Datum: . . . . . .

Rote Bete/Rübensaft

Leberschutz/Darm
Einzeldosis: 1 großes Glas
täglich
Datum: . . . . . .

Mariendistelfrüchte

Leberschutz/Galle/
krampflösend
Einzeldosis: 1 Teelöffel
Mischdosis:
$^1/_2$–1 Teelöffel
Überbrühen, 3–4 Tassen
täglich
Datum: . . . . . .

Mariendistel-Urtinktur

Leberschutz/Galle/
krampflösend
Einzeldosis: 10 Tropfen
2–4mal täglich
Datum: . . . . . .

Wermutkraut

Galle/Magenschwäche
Einzeldosis: 2 Teelöffel
Mischdosis: 1 Teelöffel
Überbrühen, gedeckt ziehen, nach den Mahlzeiten
Datum: . . . . . .

Wermut-Tinktur

Galle/Magenschwäche
Einzeldosis: 20 Tropfen in
Wasser oder Tee
Mischdosis: 10 Tropfen
nach den Mahlzeiten
Datum: . . . . . .

Brennesselblätter

Bauchspeicheldrüse/Entschlackung
Einzeldosis: 2 Teelöffel
Mischdosis: 1 Teelöffel
zu den Mahlzeiten
Überbrühen
Datum: . . . . . .

Spinat-Saft

Bauchspeicheldrüse
Einzeldosis: 2 Eßlöffel zu den Mahlzeiten
Datum: . . . . . .

Erdrauchkraut

Galle – regulierend
Einzeldosis: 2 Teelöffel
Mischdosis: 1 Teelöffel
Kalt ansetzen, zum Sieden erhitzen/vom Herd nehmen
vor den Mahlzeiten
Datum: . . . . . .

Mittel gegen Schmerzen

Auf dem Gebiet der Schmerzmittel zeigt die Praxis: mit den harmlosen natürlichen Vertretern unter ihnen allein kommt man im Bedarfsfall – wenn der Kopf-, Zahn-, Glieder- oder Organschmerz einmal so richtig tobt – nicht immer aus. Die harmlosen natürlichen Schmerzmittel – wie Kümmel, Koriander, Passionsblume oder Silberweide – sind zwar zu mehr fähig, als man ihnen allgemein zutraut. Wenn man sie richtig einsetzt, gibt es sogar erstaunliche Resultate. Doch fehlt ihnen manchmal die Promptheit des Wirkungseintrittes, und auch der erwünschte Grad an Schmerzfreiheit wird nicht immer ganz erreicht. Hier ergänzen die halb- oder ganzsynthetischen Mittel gegen bestimmte Schmerzen oder gegen Schmerzen »aller Art«, wie es sie in Fertigpackungen als Dragees, Tabletten, Brausetabletten, Zäpfchen oder Tropfen gibt, nun doch sehr gut. Deshalb haben sie auch in einer alternativen Hausapotheke ihren Platz, sozusagen als Nothelfer. Daß ihr Verbrauch und ihre Einzeldosen möglichst niedrig gehalten werden können, dafür sorgen die natürlich gewachsenen Mittel, welche man als Basis einsetzt. Die synthetischen Mittel ermöglichen den zufriedenstellenden Erfolg.
Schmerzen werden verschiedenartig erlebt. Was dem einen noch erträglich ist, tut dem anderen schon viel zu weh. Dabei spielen nicht nur psychische Faktoren eine Rolle, sondern auch andere Umstände, etwa die Verfassung der Schilddrüse. Was also als zufriedenstellende Schmerzfreiheit zu bezeichnen ist, das erfühlt jeder selbst. Dementsprechend wird auch die Wahl und die notwendige Kombina-

tion der Mittel zum Teil individuell erfolgen. Wenn man mit den synthetischen Schmerzmitteln zielvoll umgeht, sie zur Ergänzung und nur für den echten Bedarf benutzt, wenn man zusätzlich auf einige Ratschläge des Hausarztes eingeht, dann wird man sich wegen einer drohenden Gefahr der Schädigung durch das Medikament keine allzu großen Sorgen machen müssen.

Die chemisch-synthetischen Schmerzmittel

Sie sind zur Durchbrechung gelegentlich auftretender Schmerzzustände bekannter Ursache gedacht – dann, wenn einfache Maßnahmen wie Wärme, Kälte, Massage, Akupressur, Wasseranwendungen, Packungen, Ruhe bzw. Homöopathika oder gewöhnliche Kräuter nicht ausreichen oder nicht einsetzbar sind. Oft deutet schon der Handelsname eines solchen Mittels darauf hin, daß es vordergründig zur Schmerzbekämpfung gedacht ist. Dolor und Alge sind die lateinische bzw. griechische Bezeichnung für Schmerz – Dolviran, Dolomo, Adolorin bzw. Inalgon, Nealgon und Novalgin sind die entsprechenden Handelsnamen. Einen therapeutischen Wert über die Schmerzbekämpfung hinaus haben diese Mittel nur in Ausnahmefällen. Ihre Wirkung ist gut bei vielen Formen von Kopf-, Zahn- und Gliederschmerzen, ferner bei Menstruationsbeschwerden. Weniger zufriedenstellend ist sie bei Schmerzzuständen der Bauchorgane. Bei Dauergebrauch können durch verschiedene ihrer Inhaltsstoffe ernsthafte Schäden auftreten. Dauergebrauch ist auch immer Mißbrauch, und dieser ist, wie die Verkaufsstatistiken zeigen, in jenen Staaten, die solche Mittel herstellen oder einkaufen können, weit verbreitet. Man glaubt es kaum: Allein im kleinen Österreich werden fast 300 Millionen Schmerztabletten oder -zäpfchen im Jahr verkauft und wahrscheinlich auch verbraucht. Nahezu 1 Million pro Tag – Tropfen nicht gerechnet. In der Bundesrepublik Deutschland ist der Pro-Kopf-Verbrauch um 20 % höher.

Da es viele Menschen gibt, die von diesen Mitteln kaum je Gebrauch machen, muß es doch etliche geben, die chronisch zuviel davon verwenden. Im allgemeinen werden für einen Tag drei Tabletten (oder Zäpfchen usw.) eines Schmerzmittels als Grenzdosis angegeben. Natürlich nicht Tag für Tag – das wäre bei vielen Schmerzmitteln höchst gefährlich –, sondern nur an jenen Tagen, an denen die besonderen Schmerzen aufgetreten sind. Sollte die Dosis nicht reichen oder sollte der Schmerzzustand trotz eines guten Mittels überdauern, dann liegt ganz bestimmt ein Übel vor, das an der Wurzel gefaßt werden will. Kann sein, daß man dann nur eine Änderung der Lebensgewohnheiten herbeiführen sollte, kann auch sein, daß ein Wirbel gerichtet oder ein Organ behandelt werden muß. Abklären und entscheiden jedenfalls kann das nur ein Arzt.

Man sollte seinen Hausarzt auch bei der Wahl der synthetisch-chemischen Schmerzmittel, welche man in seiner Hausapotheke vorsorglich hortet, befragen. Er kennt am besten die Anfälligkeit seiner Patienten und ebenso deren sonstige körperliche und seelische Verfassung. Jemandem, dessen Niere angeschlagen ist, wird er kein Mittel empfehlen, das den Stoff Phenazetin (oder Acetphetidin, das ist das gleiche) enthält. Und dem Patienten, von dem er weiß, daß er täglich *irgendeine* Tablette ißt, wird er kein Schmerzmittel mit Barbiturat-Zusatz verschreiben, sondern eines mit geringerer Suchtgefahr. Viele der Mittel sind rezeptpflichtig, aber auch bei einer Reihe von in Deutschland oder Österreich frei erhältlichen schmerzstillenden Medikamenten ist Vorsicht am Platz. Gut wirksame, aber nicht ganz unbedenkliche Substanzen – wie Phenazetin – können auch in rezeptfreien Spezialitäten enthalten sein. Der Laie ist hier überfordert, insbesondere auch die chemischen Bezeichnungen der Substanzen auf den Packungen nicht einheitlich sind. Auch bei rezeptfreien Spezialitäten also sollte man bei seinem Hausarzt rückfragen und keineswegs an eine prinzipielle Unbedenklichkeit des Mittels glauben.

Eine besondere Stellung nehmen jene synthetischen Schmerzmittel ein, die auf der Basis der Acetylsalicylsäure – kurz ASS – wirken. ASS-(+Firmenname), Aspirin, Aspirin-C, Alka-Seltzer-Brausetabletten, Aspro sind Handelsnamen von Spezialitäten, welche ASS allein oder zusammen mit Vitamin C bzw. Natriumbikarbonat enthalten. Vorstufen der ASS kommen in mehreren Pflanzen vor – als Populin in der Pappelrinde zum Beispiel oder als Salicin in der Weidenrinde. Von letzterer hat die Salicylsäure ihren Namen, denn Salix ist die lateinische Bezeichnung für Weide. Schon 1838 wurde die Substanz entdeckt, und seit 1860 kann man sie synthetisch herstellen. Zum Glück, denn sonst gäbe es keine Weiden mehr. Allein in den USA werden täglich 100 Millionen Tabletten ASS gegessen! Manche erwischen zuviel davon und erleiden die Zeichen der Überdosierung: Schwindel, Ohrensausen, Übelkeit und Erbrechen sind die ersten Zeichen. Überdosierung kann auch auftreten, wenn man die Tabletten in zu kurzen Abständen hintereinander nimmt, besonders, wenn der Stoffwechsel übersäuert ist. Dann nämlich wird die ASS nur sehr langsam ausgeschieden, und die im Körper befindlichen Mengen können über das Maß ansteigen. Das Trinken von ausreichenden Mengen an Gemüsesäften als Basenträger empfiehlt sich, wenn man Schmerzmittel (nicht nur vom Typ ASS) nehmen muß, deshalb ganz besonders. Echte Überdosierungen an ASS gehören unverzüglich in das Krankenhaus, wo dann unter anderem Natriumbikarbonat als Base gezielt und genau berechnet eingespritzt wird. Man muß aber festhalten, daß Überdosierungszeichen beim Erwachsenen erst ab etwa zehn Tabletten ASS-haltiger Medikamente auftreten, lebensbedrohliche Zustände erst ab etwa 60 Tabletten. Immerhin ist alles schon vorgekommen. Kleinkinder sind gegenüber ASS besonders empfindlich – man behandelt sie, wenn sie Schmerzen haben, prinzipiell nicht mit Medikamenten der Hausapotheke, ohne zuvor beim Arzt rückzufragen.

Nun – die Gefahr der Überdosierung gibt es bei jedem Medikament. Ansonsten sind die ASS-Tabletten die problemlosesten der synthetischen Schmerzmittel. Deshalb werden sie für unsere Hausapotheke in den meisten Fällen die erste Wahl darstellen. Nebenerscheinungen sind bei normaler Dosierung selten. Magenunverträglichkeit kommt vor, läßt sich aber meist mit Kamille/Minze-Tee, vorbeugend eingenommen, abfangen. Selten auch treten allergische Reaktionen auf ASS auf: Hautausschläge, heuschnupfenähnliche Erscheinungen, Asthma. Betroffen davon sind fast ausschließlich Menschen, die auch gegen andere Substanzen (Pollen, Hausstaub, Chemikalien) allergisch reagieren. Dann natürlich muß man auf ein Schmerzmittel mit anderer Zusammensetzung ausweichen.

Der Gehalt der Tabletten an ASS variiert: 0,32 g bei Aspro, 0,4 g bei den Aspirin-C-Brausetabletten, 0,5 g bei den Aspirin-Tabletten und den meisten anderen ASS-Spezialitäten.

Es gibt Kinderzäpfchen mit ASS (0,3 g), aber hier wollen wir es so halten: auf Vorrat eventuell ja, aber nicht ohne Einverständnis des Arztes anwenden. Die Einzeldosis für den Erwachsenen beträgt 1–2 Tabletten, allenfalls bis dreimal täglich.

Die natürlichen Schmerzmittel

Man teilt sie am besten ein in solche, die im Rahmen einer anderen Hauptrichtung schmerzbekämpfend wirken, und in solche, bei denen die schmerzbekämpfende Wirkung zugleich eine Hauptwirkung ist. Mit diesen beiden Gruppen beschäftigen wir uns hier. Als dritte Gruppe kommen die äußerlich anzuwendenden Schmerzmittel hinzu.

1. Mittel, die im Rahmen einer anderen Hauptrichtung schmerzbekämpfend wirken

Ihre Anzahl ist gar nicht so gering. Sie befinden sich, entsprechend ihrer jeweiligen vordergründigen Wirkrichtung, in den verschiedenen Abteilungen unserer Hausapotheke.

Mittel gegen Schlafstörungen.

a) Die Passionsblumen-Urtinktur. Wirkt gegen nicht zu starke Schmerzen aller Art. Besonders wirksam bei schmerzhaften Muskelverspannungen, wie beim sogenannten Spannungskopfschmerz; das ist eine durch umschriebene Verspannung kopfnaher Muskeln hervorgerufene häufige Kopfschmerzform – »Reifen um den Kopf«, Nackenkopfschmerz sind typische Symptome. Bewährt ist die Passionsblumen-Urtinktur auch bei den Krampfschmerzen Querschnittsgelähmter. Einzeldosis: 15–40 Tropfen Passionsblumen-Urtinktur in heißem Wasser oder Tee. Die gewöhnliche Passionsblumentinktur und der Tee aus dem Kraut wirken auch, aber schwächer.

b) Die bittere Orange – Tinktur, Blüte oder Schale. Wirkt besonders gegen Magen- und Darmkrämpfe überstreßter Schulkinder. Einzeldosis: 20 Tropfen Tinktur in heißem Wasser oder Tee bzw. 2 Teelöffel Blüte und/oder Schale überbrühen. Da die bittere Orange auch ein kräftigendes Bittermittel ist, sollte man nach der Einnahme zumindest einen Bissen Brot essen.

Mittel für den Magen:

c) Die Kamille – Blüten oder Extrakt. Wirkt gegen Magenschmerzen, besonders wenn entzündliche Schleimhautveränderungen die Verursacher sind. Einzeldosis: 2 Teelöffel Blüten überbrühen bzw. 30 Tropfen Extrakt in heißem Wasser. Wirkt auf nüchternen Magen besser.

d) Die Minze – Blätter. Wirkt gegen Magenschmerzen, besonders wenn diese von Übelkeit begleitet sind und wenn sich hinter den Magenschmerzen chronische Gallenwegserkrankungen verbergen. Einzeldosis: 2 Teelöffel Blätter überbrühen.

e) Die Melisse – Blätter oder Geist. Wirkt gegen Magen- und Darmschmerzen, Herzbeschwerden, besonders wenn die Beschwerden nervös ausgelöst sind. Auch nervöse Kopfschmerzen sind ein Gebiet für Melisse. Einzeldosis: 2 Teelöffel Blätter überbrühen bzw. 40 Tropfen Melissengeist in Wasser oder Tee.

f) Das Isländische Moos. Wirkt gegen Magen- und Darmschmerzen, Harnblasenschmerzen, Brennen in Luftröhre und Bronchien, wenn die Beschwerden durch überreizte Schleimhaut bedingt sind. Es legt einen Schutzfilm über die Schleimhaut.

Einzeldosis: 3 Teelöffel der Pflanze kalt ansetzen, kurz aufkochen lassen, das Wasser wegschütten. Mit lauwarmem Wasser wieder auffüllen, gut umrühren, dann erst abseihen.

Die blähungswidrigen Heilpflanzen:

g) Der Kümmel – Früchte oder Tropfen. Bauchbeschwerden, besonders wenn sie durch Blähungen verursacht sind. Herzbeschwerden durch Druck der Magenblase. Nabelkoliken der Kinder. Menstruationsbeschwerden besonders der Mädchen und jüngeren Frauen.

Einzeldosis: 1 gehäufter Teelöffel zerstoßene Früchte überbrühen bzw. 20 Tropfen der Kümmeltinktur in Wasser oder Tee. Bei Kindern entsprechend kleinere Dosen.

Oder: den ähnlich wirkenden, aber milderen Fenchel verwenden.

h) Der Koriander – Früchte. Allgemeines Schmerzmittel mit breiter Wirkung. Eignet sich gut als Basis zum Einsparen chemisch-synthetischer Schmerzmittel.

Einzeldosis: 1 gehäufter Teelöffel zerstoßene Früchte überbrühen.

Mittel für die Leber, für die Gallenwege und für die Bauchspeicheldrüse:

i) Der Wermut – Kraut oder Tinktur. Wirkt bei schmerzhaftem Druckgefühl im Oberbauch und »Stein im Magen«, besonders, wenn sie durch Störungen des Galleabflusses hervorgerufen sind.

Einzeldosis: 2 Teelöffel Kraut überbrühen bzw. 30 Tropfen Tinktur in Wasser oder Tee. Nach den Mahlzeiten.

j) Der Erdrauch – Kraut oder Tabletten. Wirkt bei Schmerzen im rechten Oberbauch, bedingt durch Störungen des Galleabflusses (zu viel oder zu wenig). Gute Wirkung auch bei den gallebedingten, meist rechtsseitigen Kopfschmerzen und Schulterblattschmerzen.

Einzeldosis: 2 Teelöffel Kraut überbrühen bzw. 2 Tabletten. Vor den Mahlzeiten.
Weitere schmerzbekämpfende Mittel werden in späteren Kapiteln eingehend besprochen. Es sind dies:
k) Der Holunder – Blüten, Blätter und Rinde. Wirkt bei Glieder- und Gelenkschmerzen, besonders wenn die Schmerzen in akuten Schüben auftreten. Ferner bei solchen Kopfschmerzen, die sich beim Bücken verschlimmern.
Einzeldosis: 1 Eßlöffel Blüten plus je 1 Messerspitze Blätter und Rinde überbrühen. Wirkt schweißtreibend, wenn der Tee heiß getrunken wird. Vorsicht vor Erkältung!
l) Die Zwiebel (Allium cepa) – Urtinktur und D 2. Wirkt bei Nebenhöhlenschmerzen, Erkältungskopfschmerz sowie bei Gliederschmerzen, die sich durch Bewegung verbessern.
Einzeldosis: 5–20 Tropfen, auf Brot, gut kauen, dann schlucken.
m) Die Arnika – Blüten und Tinktur. Wirkt bei Beklemmungsschmerz im Brustkorb (Herzkranzgefäße erweiternd) sowie bei allgemeinem schmerzhaften Zerschlagenheitsgefühl, besonders wenn sich die Schmerzen durch Bewegung verschlimmern.
Einzeldosis: 1 Teelöffel Blüten überbrühen, nach dem Ziehen gut filtern, nur lauwarm trinken bzw. 2–4 Tropfen der Tinktur in lauwarmem Wasser. Bis dreimal täglich. Dosen nicht überziehen!

2. Mittel, bei denen die schmerzbekämpfende Wirkung zugleich eine Hauptwirkung ist

Das sind in erster Linie jene Pflanzen, die eine Salicylsäure-Vorstufe enthalten. Es stehen mehrere zur Auswahl: Silberweide, Schwarzpappel, Mädesüß, Espe, Ackerstiefmütterchen, Veilchen, Schlüsselblume, Ringelblume und Mais (Griffel). Wir beschränken uns hier auf die drei Erstgenannten, da bei ihnen der Wirkstoffgehalt am verläßlichsten ist. Aber auch die übrigen sind zum Teil hochwertige Heilpflanzen.

Die Silberweide. Sie wird auch als »das Aspirin der Volksmedizin« bezeichnet. Verwendet wird die im Frühjahr geerntete Rinde der mittelstarken Zweige. Sie enthält zu 7% den Hauptwirkstoff Salicin. Dieses wird durch unsere Darmbakterien in Saligenin umgewandelt, und erst daraus entsteht in unserem Blut die Salicylsäure. Deren Wirkung ist ähnlich jener der synthetisch hergestellten Acetylsalicylsäure, einige Unterschiede aber gibt es doch: Der antirheumatische Effekt ist bei Salicylsäure ausgeprägter, der fieberdämpfende bei der Acetylsalicylsäure (ASS). Deshalb kann man den Tee aus der Weidenrinde (Schwarzpappel, Mädesüß) auch gut mit einer kleinen Dosis ASS-Tabletten (Aspirin usw.) kombinieren. Die Mittel werten einander auf.
Silberweidenrinde = Cortex Salicis
Einzeldosis: 1 gehäufter Teelöffel
Dosis beim Hinzumischen: 1 glatter Teelöffel
Kalt ansetzen, langsam zum Sieden erhitzen, vom Herd nehmen, 5 Minuten ziehen lassen, abseihen. Hinzugemischt wird die Weidenrinde gerne zu Holunder, Linde, Königskerze und Anis als Tee für Grippebronchitis mit Kopfschmerzen.

Die Schwarzpappel. Sie gehört zu den Weidengewächsen und entwickelt daher eine ähnliche Wirkung wie die Silberweide. Man kann bei ihr ebenso die Rinde der mitteldicken Äste verwenden, nur muß diese länger am Herd bleiben – 10 Minuten auf kleiner Flamme kochen, dann sofort abseihen. Üblicher jedoch ist der Tee aus den Blattknospen:

Pappel-Blattknospen = Gemmae Populi
Einzeldosis: 2 gehäufte Teelöffel
Dosis beim Hinzumischen: 1 gehäufter Teelöffel
Herstellung durch Überbrühen; gedeckt ziehen lassen, da die Pappel-Blattknospen auch ein wertvolles flüchtiges Öl enthalten. Dieser Tee wirkt besonders gut bei schmerzhafter allgemeiner Zerschlagenheit, in gewisser Hinsicht also ähnlich wie die Arnika. Und ebenso wie diese werden die Pappel-Blattknospen auch in äußerlich anzuwendende Spezialitäten verarbeitet.

Das Mädesüß. Es hat seinen Namen nicht von süßen Mädchen, sondern vom »Metsüßen«. Gebietsweise besser bekannte Bezeichnungen sind »Wiesengeißbart«, »Wiesenkönigin« und »Ulmenspierstrauch«. Das Wirkprinzip ist auch hier eine Salicylsäure-Vorstufe, das Gaultherin. Man verwendet beim Mädesüß das Kraut, die gehaltvollere Wurzel und sehr gerne die aus der Wurzel hergestellte homöopathische Urtinktur.
a) Mädesüßkraut = Herba Spiraeae ulmariae
Einzeldosis: 1 gehäufter Teelöffel
Dosis beim Hinzumischen: 1 glatter Teelöffel
Herstellung durch Überbrühen
b) Mädesüßwurzel = Radix Spiraeae ulmariae
Einzeldosis: 1 Eßlöffel
Zubereitung: Den Eßlöffel Wurzeln in einem Viertelliter kaltem Wasser ansetzen, über Nacht ziehen lassen, morgens bis knapp zum Sieden erhitzen, sofort abseihen. Das Erhaltene nicht auf einmal trinken, sondern tagsüber verteilt in kleinen Schlucken.
c) Mädesüß-Urtinktur = Spiraea ulmaria Ø
Einzeldosis: 20 Tropfen, in Wasser oder Tee.
Die Mädesüß-Zubereitungen sind besonders bei ziehenden

und reißenden Schmerzen in Muskeln und Gelenken angebracht. Die Urtinktur wird auch bei Ischias empfohlen. Man soll Mädesüß nie aufkochen, da sich sonst magenunverträgliche Substanzen bilden können. Auch die Silberweidenrinde und die Schwarzpappel-Blattknospen können Magenschmerzen verursachen – wenn man überdosiert. Weniger durch die Salicylsäure-Vorstufe als vielmehr durch zugleich vorhandene Gerbstoffe. Die Gefahr einer Salicylsäure-Vergiftung durch die Pflanzen ist gering. Erst knapp 500 Gramm Silberweidenrinde würde von dieser Seite her soviel Nebenerscheinungen verursachen wie etwa 15 Tabletten Aspirin.

Schließlich muß noch eine Pflanze erwähnt werden, die früher als Schmerzmittel bestbekannt war:

Die Esche. In Frankreich ist sie heute noch sehr beliebt und wegen ihrer Wirksamkeit geschätzt. Verwendet werden die Blätter. Das Wirkprinzip beruht nicht auf einer Salicylsäure-Vorstufe, sondern auf einer Summe von Inhaltsstoffen, besonders von Flavonoiden und Cumarinen.
Eschenblätter = Folia Fraxini
Einzeldosis: 1 Eßlöffel
Dosis beim Hinzumischen: $^1/_2$ Eßlöffel
Zubereitung: mit einem Viertelliter Wasser kalt ansetzen, zum Sieden erhitzen, vom Herd nehmen und noch 5 Minuten ziehen lassen. Wirkt besonders bei Muskelschmerzen, auch bei Muskelkater nach Überbelastung.

Silberweidenrinde

Schmerzen aller Art
Einzeldosis: 1 geh. Teelöffel
Mischdosis: 1 glatter Teelöffel
Kalt ansetzen, zum Sieden erhitzen, 5 Min. ziehen
Datum: . . . . . .

Schwarzpappel-Blattknospen

Schmerzen aller Art
Einzeldosis: 2 geh. Teelöffel
Mischdosis: 1 geh. Teelöffel
Überbrühen, gedeckt ziehen
Datum: . . . . . .

Mädesüßkraut

Schmerzen Muskel/Gelenke
Einzeldosis: 1 geh. Teelöffel
Mischdosis: 1 glatter Teelöffel
Überbrühen
Datum: . . . . . .

Mädesüßwurzel

Schmerzen Muskel/Gelenke
Dosis für 1 Tag:
1 Eßlöffel in $^1/_3$ Liter Wasser kalt ansetzen, über Nacht ziehen, morgens zum Sieden erhitzen, nicht aufkochen!
Über den Tag verteilt trinken
Datum: . . . . . .

Mädesüß-Urtinktur

Schmerzen Muskel/Gelenke, Ischias
Einzeldosis: 20 Tropfen in Wasser oder Tee
Datum: . . . . . .

Eschenblätter

Muskelschmerzen/Muskelkater
Einzeldosis: 1 Eßlöffel
Mischdosis: $^1/_2$ Eßlöffel
Kalt ansetzen, zum Sieden erhitzen, 5 Min. ziehen
Datum: . . . . . .

Mittel gegen Erkältungskrankheiten und Grippe

Die Erkältungskrankheiten – Infektionskrankheiten der oberen Luftwege – sind das häufigste akute Krankheitsgeschehen überhaupt. Kleinkinder können bis 12mal im Jahr an Schnupfen oder Bronchitis erkranken, größere Kinder halb so oft, und bei Erwachsenen treten die Infekte im Durchschnitt 2–3mal jährlich auf. Die Abnahme der Häufigkeit erklärt sich aus der Zunahme der Immunität gegen Keime, mit denen man bereits zu tun gehabt hat. Obwohl die Symptome oft gar nicht so lästig sind, daß man deshalb unbedingt seine Arbeit unterbrechen möchte, fallen in Österreich immer noch etwa 1 Million Arbeitstage im Jahr wegen »grippalem Infekt« aus. In der Bundesrepublik Deutschland sind es 11 Millionen. Die Erkrankung verursacht also auch großen volkswirtschaftlichen Schaden – nur die gelenks- und muskelrheumatischen Erkrankungen bedingen noch mehr Arbeitsausfälle.

In Gegenden mit stärkerer Luftverschmutzung durch Einatmungs-Schadstoffe steigen die Krankenstände sprunghaft an. Der grippale Infekt dauert länger und geht öfter in ein chronisches Geschehen über – chronische Bronchitis, Asthma, Lungenemphysem. Das weiß man aus Untersuchungen in den englischen Industriezentren. Aber auch aus unseren Gegenden kommen von da und dort alarmierende Meldungen. Die Forderung nach Reinheit der Luft steht also noch vor allen anderen Überlegungen, wenn man Schnupfen, Husten und Heiserkeit entscheidend eindämmen will. Das gilt natürlich auch für die private Sphäre: Raucher erleiden

im Verlauf von grippalen Infekten häufiger Komplikationen als Nichtraucher – je nach Anzahl der täglichen Zigaretten bis neunmal häufiger, wie amerikanische und Schweizer Studien gezeigt haben.
Die wichtigsten Symptome des grippalen Infektes sind neben Schnupfen, Husten, Heiserkeit – mehr oder weniger ausgeprägte Hals- und Brustkorbschmerzen und verschiedene Zeichen des allgemeinen Krankseins: Kopf-, Augen-, Glieder-, Muskelschmerzen, Appetitlosigkeit, Abgeschlagenheit, Kreislaufschwäche. Je nach Art des Erregers kann auch mehr oder weniger hohes Fieber auftreten: beim Schnupfenvirus eher selten, beim Rachenvirus dagegen in der Regel. So wird der »fieberhafte Katarrh« durch das Rachenvirus Typ 4 (auch 3, 7 oder 14) hervorgerufen. Und bei den häufigen fieberhaften Formen von sogenannten Frühjahrs-, Sommer- und Herbstgrippen ist es gewöhnlich das Coxsackievirus A 21, nach dem bei New York gelegenen Ort Coxsackie benannt. Die Anzahl der Erreger ist groß – allein vom Schnupfenvirus kennt man heute 75 Typen. Vor allem deshalb kann man auch mehrmals im Jahr erneut erkranken.

Neben diesen verschiedenen Arten des grippalen Infektes gibt es die *echte Grippe* (Influenza). Sie wird durch die Influenzaviren der Typen A, B und C hervorgerufen. Die Symptome der echten Grippe sind denen der gewöhnlichen grippalen Infekte sehr ähnlich. Allenfalls sind der plötzliche Beginn und das höhere Fieber der echten Grippe ein Unterscheidungsmerkmal. Glücklicherweise verlaufen auch die meisten Fälle von echter Grippe relativ mild. Manchmal aber gibt es besonders ernste Epidemien, und bisweilen ist auch eine scheinbar harmlose echte Grippe heimtückisch: Am fünften Tag ist der Patient fieberfrei und glaubt sich ausgeheilt. Am siebenten Tag tritt plötzlich wieder hohes Fieber und mit Blut vermengter Auswurf auf. Das ist dann die früher so gefürchtete Grippe-Lungenentzündung. Heute fängt sie der Arzt mit Antibiotika rechtzeitig ab (wenn man ihn rechtzeitig aufsucht). Früher sind viele Menschen um den zwölften Tag der Erkrankung gestorben. 1918/19 war die große »spanische« Grippeepidemie, der allein in Europa 2,6 Millionen Menschen zum Opfer fielen (weltweit waren es 20 Millionen). Darunter ein hoher Prozentsatz an jungen Menschen, mit Geburtsdaten nach 1889. Damals nämlich war die letzte große Welle vor der spanischen, die »russische« Grippe, welche ebenfalls viele Opfer forderte. Wer diese russische Grippe erlebt und glücklich überstanden hatte, der war der spanischen, ca. 30 Jahre später, nicht ganz so hilflos ausgeliefert. Deshalb gab es die meisten Opfer bei den unter 30jährigen – und bei den über 60jährigen, denn wenn man älter wird, kann man der bereits gehabten Immunität wieder verlustig werden.

Ebenso wie man durch eine durchgemachte echte Grippe einen gewissen Immunschutz erlangen kann, ist dies auch durch gezielte Impfung möglich. Es stehen mehrere Impfstoffe für die aktive Schutzimpfung zur Verfügung. Die Impfungen sollten noch vor Eintritt der Grippesaison – am besten in den Monaten September und Oktober – durchgeführt werden. Wenn auch der Impfstoff von neuen Virus-Untertypen gelegentlich »unterlaufen« wird, zahlt sich die Impfung, wie deutsche Untersuchungen gezeigt haben, dennoch aus: In Gegenden, wo mehr geimpft wurde, starben deutlich weniger Menschen im Verlauf der folgenden Epidemie. Heute steht man daher auf dem Standpunkt, daß sich besonders die gefährdeten Menschen impfen lassen sollten. Ältere Menschen mit verminderten Abwehrkräften,

Menschen mit Vorschäden an Herz und Kreislauf, mit chronischer Bronchitis, Asthma oder Lungenblähung (Emphysem). Der beste Ratgeber ist hier der Hausarzt, der die Anfälligkeiten seiner Patienten am genauesten kennt. Natürlich darf man nicht enttäuscht sein, wenn dann trotzdem Schnupfen, Husten, Heiserkeit auftreten, denn die Schutzimpfung wirkt nur gegen die gefährlichere echte Grippe, nicht aber gegen die zuvor beschriebenen harmloseren »grippalen Infekte«, welche ja von anderen Viren hervorgerufen werden.

Die Mittel

Wir unterteilen sie zweckmäßig in zwei Gruppen. In diese, welche vornehmlich die allgemeine Widerstandskraft gegen Infekte kräftigen, und in jene, die lindernd und auch heilend wirken, wenn der Infekt bereits ausgebrochen ist.

Mittel, welche die allgemeine Widerstandskraft gegen Infekte kräftigen

Dazu gehören alle abhärtenden Maßnahmen: regelmäßige kalte Waschungen; möglichst häufiger Aufenthalt in unverdorbener Luft; ein konstantes, nicht auf Spitzenleistungen, sondern auf allgemeine Leistungsfähigkeit ausgerichtetes körperliches Training; gesunde Ernährung; die Nutzung besonderer Hilfsmittel wie Sauna, Bäder, Kneippanstalten; eine den Rhythmen der Natur angepaßte Lebensführung, und nicht zuletzt eine allgemein positiv-optimistische Grundeinstellung.

Es gibt aber auch Heilpflanzen, die den Körper zur Hebung seiner allgemeinen Widerstandskraft gegen Infekte anregen und die für unsere Hausapotheke gut geeignet sind. Sie wirken durch Verbesserung der Qualität unserer Regelsysteme; so wird unter anderem der Nutzeffekt von Vitamin C, welches man bei Grippe und Erkältungskrankheiten gerne vermehrt zuführt, wesentlich gesteigert, wenn zugleich eine dieser Heilpflanzen verordnet wird. Körperfreundliche Vorgänge werden solcherart gefördert, körperfeindliche gehemmt: Zum Beispiel durch forcierte Bildung und Ausschüttung bestimmter Kampf- und Aufbauzellen unseres Körpers, die sich gegen Infekte richten oder ausheilbeschleunigend wirken. Das alles ist, vorwiegend in jüngerer Zeit, gut untersucht worden. Von den Inhaltsstoffen, die an der Hebung der körperlichen Widerstandskraft maßgeblichen Anteil haben, spielen die sogenannten (Bio-)Flavonoide eine bedeutsame Rolle. Es gibt mehrere Pflanzen mit tragbarem Gehalt an heilwirksamen Flavonoiden, einer bestimmten Art von pflanzlichen Farbstoffen: Birke, Mädesüß, Ringelblume, Roßkastanie, Vogelknöterich, Weiße Taubnessel, Weißdorn, Große Königskerze und Zinnkraut gehören dazu.

Zwei Heilpflanzen mit hohem Gehalt an Flavonoiden eignen sich zur Hebung der allgemeinen Widerstandskraft gegen Grippe und Erkältungskrankheiten ganz besonders. Das sind der *Holunder* und die *Linde*, und zwar speziell die Blüten beider Pflanzen. Man verwendet sie am besten im Gemisch zu gleichen Teilen.
Holunderblüten = Flores Sambuci
Lindenblüten = Flores Tiliae
zu gleichen Teilen

Dieses in der Volksmedizin von alters her hochgeschätzte Gemisch verwendet man zweckmäßig auf zwei verschiedene Arten.

a) Als Vorbeugungsmittel in Form einer kurmäßigen Anwendung: 2 Eßlöffel werden mit ca. einem halben Liter siedendem Wasser überbrüht. 10 Minuten gedeckt ziehen lassen, abseihen. Nicht gleich trinken, sondern abkühlen lassen und auf 3 – 5 – 7 Dosen über den Tag verteilt trinken. Sinngemäß führt man eine solche Kur *vor* dem zu erwartenden Infekt durch. Im Februar etwa, dann im Juni und im Oktober – wie es die oft auch örtlich bestimmten Gegebenheiten erfordern. Bei dieser Art der Anwendung kommt die widerstandskraftanregende Wirkung des Gemisches zur Geltung. Nicht aber die schweißtreibende. Diese würde jetzt nur stören und die Erkältungsbereitschaft unter Umständen sogar erhöhen.

b) Bei den ersten Anzeichen von Grippe oder grippalem Infekt kann man die Eigenschaft der Pflanzen als Species sudoriforae = schweißtreibende Tees nutzen. Die Zubereitung ist diesselbe, nur wird jetzt jede Tasse extra zubereitet und der Tee betont heiß getrunken. Man nimmt zwei Teelöffel des Gemisches pro Tasse, bis drei Tassen täglich. Gute unterstützende Wirkung bringen ansteigende Fußbäder, von 34 Grad auf 41 Grad, 15 Minuten lang. Man schwitzt in gut temperierten Räumen oder in einem vorgewärmten Bett. Auch die Kneippsche Schwitzpackung – ein in kaltes Wasser getauchter und stark ausgewrungener Ganzkörperwickel – kann angelegt werden. Allzu starkes Schwitzen kann aber auch ungünstig sein, da es die Regulationskräfte des Körpers doch sehr beansprucht. Ältere Menschen und Menschen mit labilem Kreislauf oder mit Zeichen von Herzschwäche müssen den Rat des Arztes einholen, ob ihnen eine stärkere Schwitzkur auch zumutbar ist. Für Selbstsammler: Lindenblüten müssen sofort nach dem Aufblühen gesammelt werden. Ab dem dritten Tag

der Blüte verliert sich der Wirkstoffgehalt. Gute Handelsware ist auch hier verläßlicher.
Neben den flavonoidhaltigen Pflanzen Holunder und Linde sind es zwei weitere Mittel mit widerstandskrafthebender Wirkung, die in unserer Hausapotheke einen gesicherten Platz haben sollten: Die *Propolis-Tropfen* und eine homöopathische Niederpotenz von der Zwiebel *(Allium cepa).*

Die Propolis-Tropfen
Propolis wird von Bienen hergestellt. Diese sammeln das Harz von Bäumen und wandeln es mit Hilfe von Fermenten in ein für sie brauchbares Material um, eben die Propolis. Das Wort kommt aus dem griechischen und heißt »Vorstadt«. Deshalb, weil die Bienen alles Gefährliche vor ihrer Stadt liegende, oder auch Löcher im Stock, emsig damit überziehen oder auskleiden. Auf diese Weise schützen sie sich vor Viren, Bakterien und Schmarotzerpilzen. Die Propolis tötet die Keime bzw. Kleinstlebewesen ab. Sie wirkt also antibiotisch. Ähnlich wie Holunder und Linde enthält sie auch widerstandskraftanregende Flavonoide, und zwar in besonders hoher Konzentration. Weiters Cumarine mit entzündungshemmender Wirkung. Die Hauptwirkungen der Propolis sind daher:

1. Schutz gegen krankmachende Keime
2. Aufbereitung der Widerstandskraft
3. Spezielles Haut- und Schleimhautmittel mit besonderer Förderung der Wundheilung.

Unsere (obere) »Vorstadt« sind die Eintrittstellen Mund-, Nasen-, Rachenraum, Luftröhre und Bronchien; dazu die Nebenhöhlen und die Tuben, also die Verbindungsgänge von der Mundhöhle zum Mittelohr. Das alles will bei Bedarf

– bei drohendem Infekt – ausgekleidet werden. Am besten eignen sich für diesen Zweck die Tropfen: Propolis-Tropfen 10–20 Tropfen auf Brot, sehr gut kauen, damit sich alle Schleimhäute mit einem Propolis-Film belegen können, dann schlucken. Auch gutes Gurgeln – 20 Tropfen Propolis in ein Glas Wasser – ist zielführend.

Die Zwiebel (Allium cepa)
Die Zwiebel ist ein ganz beachtlich wirksames und natürlich auch völlig harmloses Mittel vor allem gegen die »rinnende Nase« und gegen den Schnupfen überhaupt, sogar gegen den allergischen Schnupfen. Darüber hinaus sprechen Nebenhöhlenentzündungen sowie Rachen- und Tubenkatarrhe gut auf Zwiebel an. Bemerkenswert ist der oft prompt feststellbare widerstandskraftaufbereitende Effekt bei Kindern, die immer wieder zu Infekten neigen, und bei älteren Menschen, die wiederholt an Bronchitis erkranken.
Man verwendet am besten die homöopathische 1:100-Potenz:
Allium cepa D 2 = Zwiebel 1:100
Bei akutem Nasenrinnen 3–5mal täglich 15 Tropfen auf Brot, gut kauen, dann schlucken.
Zur Aufbereitung der allgemeinen Widerstandskraft: 3mal täglich 5–10 Tropfen, auf gleiche Weise einzunehmen, in Form einer Kur über 4–8 Wochen. Bei gutem Erfolg wird man eine solche Kur alljährlich wiederholen, insbesondere z. B. bei Heuschnupfen. Man wird dann die Kur in den Wochen vor dem zu erwartenden Ausbruch der Erkrankung durchführen.

Mittel, die den Heilverlauf fördern, wenn der Infekt bereits ausgebrochen ist

Neben Gurgelmitteln und Nasentropfen, die als äußerlich anzuwendende Mittel in einem gesonderten Abteil unserer Hausapotheke gelagert sind und deshalb in einer eigenen Folge dieser Serie abgehandelt werden, spielen die sogenannten Brusttees = species pectorales die größte Rolle. Es gibt eine ganze Reihe von brauchbaren Fertigmischungen, doch sollte man sich darüber im klaren sein: den besten Erfolg erzielt man, wenn man die für das jeweilige Stadium im Ablauf der Erkrankung richtigen Pflanzen in die Mischung gibt und sich nicht nur »irgendeinen« Brusttee zubereitet. Besser ist, man geht systematisch vor. Zunächst muß man wissen, daß es unter den brustwirksamen Pflanzen drei grundsätzliche Typen gibt. Sie entsprechen jeweils einer ganz bestimmten Störung der Bronchien bzw. einem ganz bestimmten Stadium der Erkrankung.

1. Die schleimhaltigen Brustmittel = Mucilaginosa

Hauptanwendungsgebiet: akute Bronchitis, Anfangsstadium der Grippebronchitis, akute Schübe im Verlauf einer chronischen Bronchitis.

Wirkmechanismus: Sie führen dem Körper Schleimstoffe zu, welche auf dem Blutweg zur Bronchialschleimhaut gelangen, dort »ausgeschwitzt« werden und sich wie ein schützender Film ausbreiten. So wird die Empfindlichkeit der Schleimhaut herabgesetzt, die erhöhte Reizbarkeit für Hustenreize gemindert und das Wundgefühl in den Bronchien beseitigt. Außerdem kann unter der schützenden Schleimschicht der Heilvorgang ungestörter ablaufen.

Bekannte Vertreter dieser Gruppe sind: der *Eibisch,* der *Spitzwegerich,* die *Königskerze,* der Huflattich, die wilde Malve, die Lungenflechte und das Isländische Moos. Die ersten drei sind deshalb hervorgehoben, weil sie in den unten angegebenen Standardmischungen für unsere Hausapotheke vertreten sind. Doch könnte man sie – im Falle einer Unverträglichkeit etwa – gegen eine andere Pflanze ihrer Gruppe austauschen. Selbstverständlich hat jede der Pflanzen auch ihre Besonderheiten. So ist die Eibischwurzel mit ihrem überlegenen Schleimstoffgehalt das klassische Mittel für akute Entzündungen der Atemwege; die Spitzwegerichblätter enthalten zusätzlich ein natürliches Antibiotikum, und die Königskerzenblüten eignen sich durch ihren zusätzlichen Gehalt an Flavonoiden besonders bei der Grippebronchitis.

2. Die auswurffördernden Hustenmittel = Expektorantia
Hauptanwendungsgebiet: die chronische Bronchitis mit trockenem, zähem Schleim, das fortgeschrittene (subakute) Stadium der akuten Bronchitis bzw. der Grippebronchitis. Wirkmechanismus: Sie führen dem Körper Saponine (Seifen) zu. Dem entspricht auch die Wirkung – ähnlich wie Seife mit Hilfe von Wasser Schmutz auflösen kann, machen es bestimmte Saponine mit dem zähen Schleim. Man muß nur zugleich für ausreichende Flüssigkeitszufuhr sorgen, denn sonst fehlt der Seife gleichsam das Wasser. Bekannte Vertreter dieser Gruppe: die *Schlüsselblume,* das wohlriechende Veilchen, der echte Alant, das Seifenkraut, das Lungenkraut und die Bibernelle. Die Schlüsselblumenwurzel ist mit 10% Saponingehalt am stärksten; hier kommt ihr nur die nordamerikanische Senegawurzel (Ipecacuanha) gleich. Natürlich kann man auch sie innerhalb ihrer Gruppe austauschen, wobei besonders der Alant erwähnt werden soll: Er wirkt durch zusätzliche Bitterstoffe auch kräftigend, was bei älteren Menschen mit trockener Bronchitis oft sehr erwünscht ist.

3. Die krampflösenden Brustmittel = Bronchiolytica

Hauptanwendungsgebiet: Krampf- und Reizhusten des Erwachsenen, Keuchhusten der Kinder.

Wirkmechanismus: Erweiterung der Bronchien durch ein besonderes ätherisches Öl (Thymian) oder auf Grund eines speziellen hustendämpfenden Effekts (Sonnentau). Bekannte Vertreter dieser Gruppe: *Thymian, Anis,* Fenchel, Pestwurz und Efeu auf der bronchienerweiternden Seite sowie *Sonnentau* und Fettkraut auf der hustendämpfenden Seite. Beim Sonnentau gibt es eine Besonderheit: Er wirkt in kleinen Dosen am besten. Sein Hauptwirkstoff CON verstärkt die hustendämpfende Wirkung anderer Pflanzen, etwa die des Thymian, wie ein Katalysator. Wenn man aber zuviel Sonnentau nimmt, dann kann er die Bronchien sogar reizen. Deshalb soll das Sonnentaukraut immer nur ein Viertel des Gesamt-Brustteegemisches ausmachen – wie auch in unseren Rezeptbeispielen angegeben. Dann wirkt diese einfache Pflanze hervorragend und ersetzt in vielen Fällen ein starkes Mittel wie das Codein.

Je nach Art und Stadium der Erkrankung wählt man nun die Teemischung. Dabei bieten sich drei grundsätzliche Varianten an:

a) Akute Bronchitis mit Wundgefühl hinter dem Brustbein und starkem Hustenreiz. Hier ist ein schleimhaltiger Hustentee mit zugleich hustendämpfender Wirkung gefragt. Man nimmt daher Pflanzen aus der ersten und aus der dritten Gruppe.

Eibischwurzel = Radix Althaeae
Spitzwegerichblätter = Folia Plantaginis
Thymiankraut = Herba Thymi
Sonnentaukraut = Herba Droserae
zu gleichen Teilen

2 Teelöffel des Gemisches werden mit einem Viertelliter siedendem Wasser überbrüht. 10 Minuten gut gedeckt ziehen lassen, abseihen. In kleinen Schlucken heiß trinken, bei Bedarf mehrmals täglich. Wie bei jedem Brusttee ist das Süßen mit Honig angebracht, es verstärkt sogar die Wirkung.
Sehr beliebt ist der *Eibischsirup.* Es gibt mehrere Rezepte. Ein Beispiel:
Sirupus Althaeae = Eibischsirup 30,0
Liqu. ammon. anisat. = ammoniakal. Anistropfen 5,0
Aqua dest. = destilliertes Wasser ad 200,0
»ad« heißt »auffüllen auf«, als Anweisung für den Apotheker. Tatsächlich sind nur 165 ml Wasser dabei. Erwachsene bei Bedarf alle zwei Stunden einen Eßlöffel; Kinder alle zwei Stunden 1 bis 2 Teelöffel, je nach Alter.

b) Trockene Bronchialschleimhäute bei subakuter oder chronischer Bronchitis. Heiserkeit, aber wenig Hustenreiz. Im Verlauf einer Grippebronchitis meist ab dem dritten Tag. Hier sind Verflüssigung und Auswurfförderung gefragt.
Schlüsselblumenwurzel = Radix Primulae
Königskerzenblüten = Flores Verbasci
zu gleichen Teilen
Dieselbe Zubereitung wie bei der ersten Mischung.

c) Keuchhusten oder Krampfhusten bei Asthma oder durch Lungenblähung bedingter Bronchitis. Nachwehen nach abgelaufener akuter Bronchitis, besonders bei nächtlichem Reizhusten. Hier sind Bronchialerweiterungen und Hustendämpfung gefragt.
Thymiankraut = Herba Thymi 3 Teile
Sonnentaukraut = Herba Droserae 1 Teil
Zubereitung durch Überbrühen wie bei den anderen Mischungen. Diese Kombination, mit etwas Honig direkt vor

dem Schlafengehen in kleinen Schlucken getrunken, hat schon vielen Menschen eine angenehme, hustenfreie Nachtruhe beschert.

Holunderblüten, Lindenblüten

zu gleichen Teilen
Grippe/grippale Infekte/Widerstandskraft
Einzeldosis: 2 Teelöffel
Überbrühen, gedeckt ziehen, für Widerstandskraft-aufbereitende Kuren kalt, zum Schwitzen heiß trinken
Datum: . . . . . .

Thymiankraut 3 Teile
Sonnentaukraut 1 Teil

Keuch-, Reiz-, Krampfhusten
Einzeldosis: 2 Teelöffel
Überbrühen, gedeckt ziehen
Datum: . . . . . .

Eibischwurzel, Spitzwegerichblätter, Thymiankraut, Sonnentaukraut

zu gleichen Teilen
Akute Bronchitis mit Husten
Einzeldosis: 2 Teelöffel
Überbrühen, gedeckt ziehen
Datum: . . . . . .

Eibisch-Sirup

Akute Bronchitis
Einzeldosis:
Erwachsene: 1 Eßlöffel
Kinder 1–2 Teelöffel
alle 2 Stunden nach Bedarf
Datum: . . . . . .

Schlüsselblumenwurzel Königskerzenblüten

zu gleichen Teilen
Trockene (Grippe-) Bronchitis
Einzeldosis: 2 Teelöffel
Überbrühen, gedeckt ziehen, ausreichende Flüssigkeit zusätzlich trinken!
Datum: . . . . . .

Allium cepa (Zwiebel) D2

Grippe/Widerstandskraft/Nasenrinnen
Einzeldosis: 15 Tropfen, auf Brot, gut kauen, dann schlucken.
Bei den ersten Anzeichen oder kurmäßig
Datum: . . . . . .

Propolis-Tropfen

Grippe/Widerstandskraft
Einzeldosis: 10–20 Tropfen auf Brot, gut kauen, dann schlucken.
Bei den ersten Anzeichen oder kurmäßig
Datum: . . . . . .

Mittel für Herz und Kreislauf

Die Herz- und Kreislauferkrankungen haben in den Wohlstandsländern nach dem Zweiten Weltkrieg ganz beachtlich zugenommen, wobei sich der Schwerpunkt verlagert hat. Von den durch Klappenfehler zu den degenerativ bedingten oder, wie man auch sagen könnte, zu den mast- und trägheitsbedingten. Schuld in erster Linie ist der Wohlstand selbst bzw. das, was der Mensch daraus zu machen gewohnt ist – eine Ernährung, die dem Bewegungsmangel nicht angepaßt ist und die nunmehr zum herz- und kreislaufbelastenden Übergewicht führt; der erhöhte Giftkonsum, vielfach ein Wohlstandsvergnügen, aber auch unbemerkt aufgenommen über präparierte (z. B. Nitrite) oder verseuchte Nahrungsmittel (z. B. Cadmium); und der Dauerstreß, dem viele Menschen sich mehr oder weniger freiwillig aussetzen –, das sind, im groben, die Hauptverursacher. Die stetige Zunahme der Erkrankungen ging bis in die siebziger Jahre. Damals waren fast 4000 von 100 000 Menschen durch Herz- und Kreislaufleiden so weit behindert, daß sie ihrem Beruf nur teilweise oder überhaupt nicht nachgehen konnten (USA 1971). Inzwischen aber hat ein Umdenken eingesetzt. Immer mehr Menschen beginnen gesundheitsbewußter zu leben, interessieren sich für Fragen der Ernährung. Der Kneipp-Gedanke erlebt eine erfreuliche neue Blüte, Fitneßbewegungen lösen einander ab. Wenn auch das alles sicher noch nicht ganz ausgegoren ist, die Erfolge zeichnen sich bereits ab: Die Morbidität (= Zahl der Erkrankungen mit Behinderung) durch Herz- und Kreislaufschäden stagniert und ist sogar rückläufig bei den Menschen in den Industrieländern. Jeder einzelne muß natürlich für sich selbst sorgen und an sich selbst vorbeugende Maßnahmen setzen – schließlich erleiden nicht »zwanzigtausend Menschen im Jahr« einen Herzinfarkt, sondern zwanzigtausendmal *muß* ein Mensch das Ganze mit all dem Drumherum durchmachen.

Die wichtigsten vorbeugenden Maßnahmen sind:

1. *Eine der körperlichen Tätigkeit angepaßte Ernährung mit ausreichendem Frischkostanteil.* Die Gesamtfettzufuhr sollte beschränkt sein. Die tierischen Fette und die gehärteten Pflanzenfette (billige Brat- und Backfette, »Shortenings«) sollten vermehrt durch hochwertige Kern-, Keim- und Samenöle ersetzt werden. Die Cholesterin-Zufuhr sollte beschränkt werden. Das ist bereits dann erreicht, wenn man den Gebrauch von Schlachtfetten, fettem Fleisch, fetter Wurst, Innereien, Eiern und fettem Käse auf ein vernünftiges Maß reduziert. Sehr empfehlenswert ist eine zweimal im Jahr durchgeführte Entschlackungskur – salz- und eiweißarm, aber basenreich.
2. *Abstand nehmen von Giften.* Besonders gefährdend ist fraglos das Nikotin. Man sollte den Gebrauch grundsätzlich überdenken – es gibt Hilfsmittel (Akupunktur, Pflanzen wie Haferblüte oder Passionsblume, psychotherapeutische Maßnahmen), die einem das Aufhören unvermutet leicht gestalten können.
3. *Stets in Bewegung bleiben.* Wanderungen im Freien, Radfahren, Schwimmen, aber auch Gymnastik mit Heimgeräten stählen Herz und Kreislauf.
4. *Besonderen Wert haben regelmäßig durchgeführte Kneippanwendungen.* Spätestens in den mittleren Lebensjahren sollte

man sich einer Gruppe anschließen, die im Kneippschen Sinn praktisch tätig ist. Hier schafft man sich das Rüstzug für das Alter.
Man bezeichnet allgemeine Vorbeugungsmaßnahmen, wie die eben erwähnten, auch als »Erst-Prävention«, Vorbeugung der ersten Stufe. Einfache Pflanzen wie Weißdorn, Herzgespann, Mistel, Rosmarin und Roßkastanie, die man zusätzlich kurmäßig einsetzen kann, als »Zweit-Prävention«, als Vorbeugung der zweiten Stufe. Es leuchtet ein, daß man den großen Erfolg – Vermeidung härterer therapeutischer Mittel und Maßnahmen – nur dann hat, wenn man die erste Stufe nicht überspringt.

Die Mittel

Herzschwäche

Bei der Behandlung der Herzschwäche spielen in der Medizin pflanzliche Mittel die Hauptrolle. Die wichtigsten und meistgebrauchten allerdings gehören streng in die Hand des Arztes. Denn, um sie richtig einsetzen zu können, braucht man eine genaue Diagnose. Außerdem muß man Wirkung und mögliche Nebenwirkung exakt auskalkulieren. Das ist bei den klassischen Herzmitteln Digitalis und Strophantin unabdingbar nötig. Digitalis kommt vom Roten bzw. vom Wolligen Fingerhut, Strophantin von in Afrika und Asien heimischen Lianen aus der Familie der Hundsgiftgewächse. Sie zählen zu den Forte-Phytotherapeutika, den starken Pflanzenmitteln. Man nimmt sie nur über Verordnung des Arztes und hält sich genau an dessen Anweisungen.
Neben diesen Herzmitteln erster Ordnung gibt es die soge-

nannten Digitaloide oder Herzmittel zweiter Ordnung. Die wichtigsten sind die Meerzwiebel (Scilla maritima), das Maiglöckchen (Convallaria majalis), der Oleander (Nerium oleander) und das Frühlings-Adonisröschen (Adonis vernalis). Auch sie werden gewöhnlich unter den Giftpflanzen geführt und haben in unserer Hausapotheke nur dann ihren Platz, wenn es der behandelnde Arzt im speziellen Fall für richtig hält. In der Pflanzenheilkunde zählt man sie zu den sogenannten Intermediär-Phytotherapeutika. Man muß sie zwar nicht auf das zehntausendstel Gramm berechnen wie das Strophantin, unbedenklich sind sie aber auch nicht. Ein typisches Mite-Phytotherapeutikum dagegen, ein mildes Pflanzenheilmittel zur vorbeugenden und unterstützenden Behandlung der Herzschwäche, welches sich auch für unsere Hausapotheke eignet, ist der *Weißdorn.* Er ist eine der bestuntersuchten Pflanzen. In einem 1976 in München abgehaltenen großen Weißdorn-Kolloquium, in dem die Ergebnisse eines staatlichen Forschungsauftrages zusammengefaßt wurden, bezeichnete man den Weißdorn als ungiftig – auch bei langdauernder Einnahme würden jegliche Hinweise auf eine Gefährdung fehlen. Das ist wichtig, denn der Weißdorn hat keine so ausgeprägte Sofortwirkung wie Digitalis oder Strophantin, sondern sein herzstärkender Effekt entwickelt sich erst nach längerer Anwendung, nach etwa drei bis sechs Wochen. Dann aber ist er anhaltend und ohne Nachlassen der Wirkung, also auch ohne Gewöhnung.

Besonders hervorgehoben wird beim Weißdorn die Verbesserung der Herzdurchblutung, welche sowohl durch eine sanfte Erweiterung der Herzkranzgefäße bedingt ist als auch durch eine nachgewiesene Förderung des Wiedereinwachsens von Blutgefäßen in geschädigte Gebiete des Herz-

muskels. Deshalb ist seine Anwendung speziell auch beim sogenannten Altersherzen erfolgreich. Eine seiner größten Stärken aber ist die Vorbeugung. Beim Menschen mittleren Alters, der die ersten Zeichen beginnender Herzschwäche spürt: Kurzatmigkeit sowie Pulsbeschleunigung und Druckgefühl bei Anstrengungen, die man in früheren Jahren noch leicht hätte bewältigen können. Hier kann der Weißdorn, rechtzeitig und über längere Zeit genommen, stärkere Herzmittel erübrigen.
Heute verwendet man den Weißdorn bevorzugt in Form der Tropfen mit exakt bestimmtem Wirkstoffgehalt. Crataegutt- und Crataegan-Tropfen sind Handelsnamen. Man nimmt dreimal täglich 15–20 Tropfen über einen längeren Zeitraum.
Auch der Tee ist nach wie vor sehr beliebt. Man verwendet die Blüten, aber auch die Blätter oder ein Gemisch beider.
Weißdornblüten = Flores Crataegi
Einzeldosis: 2 Teelöffel
Herstellung durch Überbrühen. Um einen ausreichenden Wirkstoffgehalt zu erzielen, empfiehlt sich ein längeres Ziehenlassen als üblich: 15–20 Minuten. Das Süßen dieses Tees mit etwas Honig verstärkt die Wirkung. Man trinkt 2–3mal täglich eine Tasse.

Die Weißdornblüten für sich allein wirken speziell gegen beginnende und leichte Formen von Herzschwäche und Durchblutungsstörung der Herzkranzgefäße. Diese Grundwirkung ist auch bei einer Reihe von anderen das Herz betreffenden kleineren und größeren Leiden miterwünscht. Deshalb sind Weißdornblüten ein häufig gebrauchter Bestandteil von Teemischungen. Zwei Beispiele, die sich für unsere Hausapotheke besonders eignen:

a) Das nervöse Herz des überarbeiteten, »geschafften« Menschen, den es körperlich einmal dort, einmal da zwickt und der seelisch zu verzagen beginnt. Ein rund um die Wechseljahre sehr häufiges Syndrom.

Hier empfiehlt sich das *Herzgespann* als Basis des Gemisches. Es wirkt beruhigend und, durch seinen Bitterstoff Leonurin, kräftigend zugleich. Die Erholungszeit des Herzens wird durch das Herzgespann verbessert, die Leistung des einzelnen Herzschlages wird gehoben, der Kreislauf gekräftigt. So kann beim körperlich oder nervös Erschöpften der oft unangenehm erhöhte Pulsschlag normalisiert werden – das Herz fördert mit 70 Schlägen nun dieselbe Blutmenge wie vorher mit 90. Neben dem Weißdorn sind des weiteren das *Johanniskraut* und die *Melisse* bewährte Beigaben zum Herzgespann. Das Johanniskraut gilt als Phyto-Antidepressivum, als pflanzliches Mittel gegen Verstimmung und Depression. Es ist ihm eine deutliche stimmungsaufhellende Wirkung eigen, die allerdings auch erst nach längerer Einnahme zum Tragen kommt. Dann aber ist sie recht verläßlich und anhaltend. Herzgespann, Weißdorn und Johanniskraut sind Mittel, die ihren vollen Effekt erst nach kurmäßiger Anwendung erreichen. Die Melisse dagegen entwickelt eine Sofortwirkung. Vor allem auch deshalb ist sie im Gemisch von besonderem Wert. Wir kennen sie bereits aus dem Abteil unserer Hausapotheke für Schlafstörungen, Streß und Nervosität. Sie ist ein Hauptmittel für den Überforderten, bei dem sich die nervösmachenden Reize auf die Organe schlagen – Magen, Darm oder eben auf das Herz.

Die Mischung hat nun folgendes Bild:

Herzgespannkraut = Herba Leonuri 20,0
Johanniskraut = Herba Hyperici 10,0
Weißdornblüten = Flores Crataegi 10,0

Melissenblätter = Folia Melissae 10,0
Einzeldosis: 2 Teelöffel
Herstellung durch Überbrühen, 15–20 Minuten ziehen lassen, 2–3 Tassen täglich. Kuren von mehreren Monaten Dauer sind üblich. Nebenwirkungen sind keine zu erwarten, außer durch das Johanniskraut: Es wirkt empfindlichkeitssteigernd auf Sonnenbestrahlung oder Bestrahlung durch UV-Lampen, allerdings nur, wenn die Bestrahlung, wie das im Urlaub am Gletscher oder im Badeort leider oft praktiziert wird, zu übertrieben erfolgt. In diesem Fall müßte man das Johanniskraut vorübergehend aus der Mischung nehmen, damit keine Hautentzündungen auftreten.

b) Durch Spannungszustände und Verkrampfung ausgelöste Herzbeschwerden bei Neigung zu erhöhtem Blutdruck
Hier eignet sich neben dem Weißdorn die *Mistel* als Mittel gegen Schwindel, Kopfdruck, Reizbarkeit und (vorwiegend nervös bedingte) Blutdruckerhöhung; zusätzlich der *Hopfen* als besonderes Beruhigungsmittel bei nervös überdrehten Zuständen. Mistel und Weißdorn sind die Mittel, welche erst nach kurmäßiger Anwendung voll wirken, während hier der Hopfen auch den erwünschten Soforteffekt bringt.
Mistelkraut = Herba Visci
Hopfenzapfen = Strobuli Lupuli
Weißdornblüten = Flores Crataegi
zu gleichen Teilen.
Einzeldosis: 2 Teelöffel
Zubereitung durch Überbrühen, 15–20 Minuten ziehen lassen. 2–3 Tassen täglich über Wochen bis Monate. Hervorgehoben werden soll, daß der Weißdorn andere, gleichzeitig verordnete Herzmittel nicht stört. Insbesondere kommt es zu keiner unliebsamen Verstärkung der Wirkungen. Darüber wurde im Rahmen des Münchner Weißdorn-Kolloqui-

ums berichtet. Dennoch sollte jeder, dem die regelmäßige Einnahme von Herzmitteln verordnet wurde, die Zustimmung seines Arztes einholen, bevor er auch vom Weißdorn Gebrauch macht.

c) Blutdruck und Kreislauf

Auch zur Behandlung der verschiedenen Störungen von Blutdruck und Kreislauf gibt es milde, für unsere Hausapotheke geeignete Pflanzen, welche zumindest eine unterstützende Wirkung entfalten können.

Ein solches zwar eher schwaches, erst bei längerem Gebrauch wirksames, zugleich aber ungiftiges Mittel ist die *Mistel.* Man kann sie vorbeugend oder unterstützend zur Behandlung des Bluthochdruckes heranziehen. Die Wirkungsweise der Mistel besteht in einer Erregung bestimmter ausgleichender Nervenendigungen im Herzen, welche ihrerseits im Sinne einer Druckentlastung auf den Kreislauf wirken. Darüber hinaus wird die Leistungsfähigkeit des geschwächten Herzens gesteigert, ähnlich wie durch den Weißdorn. Neuere Forschungen haben ergeben, daß für diese beiden Wirkungen der Mistel verschiedene ihrer Inhaltsstoffe verantwortlich sind, daß überhaupt die ganze Wirkung nur dann auftritt, wenn man die Pflanze unzerteilt läßt und nicht irgendeinen ihrer Wirkstoffe herauslöst. Vollextrakte, der Tee, der Frischpflanzenpreßsaft also, sind auch voll wirksam und übertreffen die Summe der Einzeleffekte von Viscotoxinen, Cholin, Acetylcholin, Histamin, Flavonoiden und Saponinen, den wichtigsten Wirkstoffen der Mistel. Eine Art Vollwertprinzip, welches man in letzter Zeit bei einer Reihe von Pflanzen entdeckt hat.

Zur alleinigen Behandlung des Bluthochdruckes ist die Mistel in der Mehrzahl der Fälle zu schwach. Nach R. F. Weiss ist »nur in etwa 20% aller Fälle eine ausreichende Blutdrucksenkung festzustellen«. Aber, so betont auch er: Die mit der Mistel behandelten Bluthochdruckkranken berichten immer wieder, daß sie sich subjektiv wohler fühlen, daß Herzbeschwerden, Spannungsgefühl, Kopfschmerzen, Gleichgewichtsstörungen und Ohrendruck unter dem Einfluß der Mistel oft deutlich nachlassen. Der Einsatz der harmlosen Mistel bei Hochdruckleiden ist jedenfalls gerechtfertigt. Da die Mistel bestimmte Nervenendigungen für andere Mittel sensibilisiert, kann ein Einsparungseffekt auftreten – man benötigt weniger an stärkeren Mitteln. Man sollte also, wenn man zusätzlich zu Blutdruck-Medikamenten von der Mistel Gebrauch machen will, sich vorher mit seinem Arzt besprechen. Nur er kann entscheiden, ob ein Einsparen oder ein Umsteigen auf mildere Mittel angebracht ist.

Ihre besondere Bedeutung hat die Mistel – wie der Weißdorn – als Vorbeugungsmittel im Sinne der erwähnten Zweit-Prävention, mit besonderer Blickrichtung auf altersbedingte Blutdruck- und Durchblutungsschäden. Die Erst-Prävention besteht auch hier im vorsorglichen Eliminieren schädigender Einflüsse. Das sind alle den Bluthochdruck fördernden Umstände, die man nur selbst beseitigen kann: Übergewicht, körperliche Trägheit, unregelmäßige Lebensführung ohne echte Erholungsphasen, übertrieben salzreiche Kost bei gleichzeitigem Mangel an den kaliumreichen Gemüse- und Obstsorten, chronischer Alkoholkonsum und in vielen Fällen auch das Nikotin. Schadgewohnheiten dieser Art gehören natürlich zuerst abgestellt oder zumindest entschärft. Zusätzlich kann man von der Mistel Gebrauch machen. Man verwendet für den Tee das Kraut:
Mistelkraut = Herba Visci
Einzeldosis: 2 Teelöffel

Der *Misteltee* wird als Kaltauszug hergestellt: Zwei Teelöffel Mistelkraut jeweils morgens und abends mit einem Viertelliter kaltem Wasser übergießen, 10–12 Stunden stehenlassen, dann abseihen und in kleinen Schlucken trinken. 2 Tassen täglich, morgens und abends, sind die richtige Dosierung.

Es gibt auch *Mistel-Pflanzensäfte.* Hier ist die übliche Dosierung zweimal 2–4 Teelöffel.

Eine weitere günstige Darreichungsform für unsere Hausapotheke ist die homöopathische Urtinktur:

Mistel-Urtinktur = Viscum album Ø

Einzeldosis: 10 Tropfen, 3mal täglich.

Eine sehr beliebte und bewährte Kombination ist Mistel + Baldrian + Melisse. Sie läßt sich aus dem Lager unserer Hausapotheke leicht zusammenstellen. Man verwendet am besten die Tropfen: 5 Tropfen Mistel-Urtinktur + 20 Tropfen Baldriantinktur + 20 Tropfen Melissengeist. In heißem Wasser oder Tee – Minze oder Fenchel eignet sich am besten. Diese Mischung ergibt einen beruhigenden Sofortefekt auf das übererregte Herz und den nervös gesteigerten Blutdruck und einen anhaltenden, das Nervensystem stabilisierenden Effekt, wenn man sie kurmäßig einsetzt – zwei Tassen täglich über sechs Wochen. Für den niedrigen Blutdruck besitzt die Pflanzenheilkunde im *Rosmarin* ein sehr brauchbares und zugleich unschädliches Mittel. Er wirkt vorzüglich bei den hochaufgeschossenen, blassen jüngeren Menschen, die schnell zu Ohnmachtsanfällen neigen, ebenso aber auch bei älteren Menschen, die unter häufigem Kreislaufversagen leiden – durch Hitze oder Überanstrengung. Nach Sebastian Kneipp werden zudem durch den Rosmarin »alle jene Erscheinungen günstig beeinflußt, die mit einer schlechten Zirkulation im Verdauungsapparat zusammenhängen, besonders die begleitenden Zirkula-

tionsstörungen mit Herzschwäche«. Für diesen speziellen Zweck – Senkmagen oder altersbedingte Mangeldurchblutung der Bauchorgane mit Neigung zu Blutdruckabfall, schnellem Puls und flauem Gefühl in der Herzgegend – empfiehlt Kneipp seinen Rosmarin-Wein. Es gibt ihn als »Kneipp Rosmarin Tonik Wein« heute noch. Zum Mittag- und zum Abendessen je ein kleines Glas bzw. vier Eßlöffel davon. Für die Herstellung wird ein kräftigerer Südwein benutzt – es hat sich nämlich herausgestellt, daß dieser den wirksamen Rosmarinkampfer am besten herauslöst.
Ansonsten verwendet man bei allgemeinen Schwächezuständen mit besonderer Beteiligung des Kreislaufes den *Tee:*

Rosmarinblätter = Folia Rosmarini
Einzeldosis: 2 Teelöffel
Kalt ansetzen, langsam zum Sieden erhitzen, vom Herd nehmen und sofort abseihen. 2 Tassen täglich, am besten morgens und abends.
Rosmarin gehört auch zu den wirksamsten Kräutern für Badezusätze. Zusammen mit Lavendel bildet er das anregend und zugleich beruhigend wirkende Badewasser der »Königin von Ungarn«. Darüber wird später berichtet.

Für »Durchblutungsstörungen schlechthin« stehen einige einfache Pflanzen mit nachgewiesen guter Wirkung zur Verfügung. Dazu gehört der japanische Ginkgo-Baum, den man als »Gefäß-Aktivator« bezeichnet. Der ägyptische Doldenblütler Ammi visnaga (Bischofskraut, Khella) mit seiner besonderen Wirkung auf die Herzkranzgefäße. Das heimische Kleine Immergrün (Vinca minor), welches speziell die Hirndurchblutung fördert. Von ihnen gibt es verschiedene Präparate, die gerne verschrieben werden. Obwohl es sich um weitgehend unschädliche Mittel handelt, sollte der Arzt darüber befinden. Die Mehrzahl der Präparate ist überdies rezeptpflichtig. Ein einfaches heimisches Mittel für unsere Hausapotheke ist die *Roßkastanie.* Sie wirkt auf das ganze Gefäßsystem, besonders auf die Venen. Die Benetzbarkeit der Gefäß-Innenwände wird verbessert, der Blutstrom daher erleichtert. Die Durchlässigkeit der Blutgefäße wird gemindert. Dadurch, und durch einen zusätzlichen aktiven Vorgang, werden Flüssigkeitsansammlungen in den Geweben beseitigt. Überdies wirkt die Roßkastanie entzündungshemmend, was den günstigen Einfluß auf Venengeschehen häufig fördert. Neben den bekannten Tropfen empfiehlt sich für die innerliche Anwendung ein besonderes Gemisch:

Roßkastanienblätter = Folia Castaneae
Rosmarinblätter = Folia Rosmarini
Ringelblumenblüten = Flores Calendulae
zu gleichen Teilen
Einzeldosis: 2 Teelöffel
Herstellung durch Überbrühen. 10 Minuten gedeckt ziehen lassen, abseihen, in kleinen Schlucken trinken. Drei Tassen täglich im Rahmen einer mehrwöchigen Kur ist die richtige Anwendung.
Bei diesem Tee kommt neben der Roßkastanie die oben beschriebene Wirkung des Rosmarin zum Tragen. Und die der Ringelblume: schlecht heilende Wunden, Neigung zu Unterschenkelgeschwüren, zu Verstauchungen, zu Nagelbetteiterungen – Geschehen, welche oft mit einer mangelhaften Durchblutung verbunden sind.

Weißdornblüten

Herz/Herzkranzgefäße
Einzeldosis: 2 Teelöffel
Überbrühen/15–20 Min.
Ziehen/mit etwas Honig
süßen
2 Tassen täglich/kurmäßig
Datum: . . . . . .

Mistelkraut

Bluthochdruck/Herz/
Kreislauf
Einzeldosis: 2 Teelöffel
Kaltauszug: 10–12 Stunden
2 Tassen täglich/kurmäßig
Datum: . . . . . .

Herzgespannkraut 2 Teile
Johanniskraut 1 Teil
Weißdornblüten 1 Teil
Melissenblätter 1 Teil

Nervöses Herz/Schwäche/
Wechselbeschwerden
Einzeldosis: 2 Teelöffel
Überbrühen/15–20 Min.
ziehen/2–3 Tassen täglich/
kurmäßig
Datum: . . . . . .

Mistel-Urtinktur

Bluthochdruck/Herz/
Kreislauf
Einzeldosis: 10 Tropfen
Mischdosis: 5 Tropfen
3mal täglich/kurmäßig
Datum: . . . . . .

Mistelkraut/Hopfen-zapfen/Weißdornblüten

zu gleichen Teilen
Nervöse Herzbeschwerden/Nervöser Hochdruck
Einzeldosis: 2 Teelöffel
Überbrühen, 15–20 Min.
ziehen lassen/2–3 Tassen
täglich/kurmäßig
Datum: . . . . . .

Rosmarinblätter

Blutunterdruck/Kreislaufschwäche
Einzeldosis: 2 Teelöffel
Kalt ansetzen/zum Sieden erhitzen/sofort abseihen
2 Tassen täglich/kurmäßig
Datum: . . . . . .

Rosmarinblätter
Roßkastanienblätter
Ringelblumenblätter

zu gleichen Teilen
Allgemeiner Kreislauftee
Einzeldosis: 2 Teelöffel
Überbrühen/10 Min. gedeckt ziehen lassen
2 Tassen täglich/kurmäßig
Datum: . . . . . .

Mittel zur Entschlackung und Entgiftung, Familienmischungen

Mischungen für die »Blutreinigung« haben in einer guten Hausapotheke von jeher eine besondere Rolle gespielt. Sie dienen weniger der Behandlung eines bestimmten Leidens, als vielmehr der Beseitigung von »Schlacken«, wie sie sich im Laufe von Monaten immer wieder sammeln können. Mittel mit deutlich ausgeprägter Wirkung nennt man *Antidyskratika,* weil sie Dyskrasien (das sind fehlerhafte Mischungen der Körpersäfte) bereinigen helfen. Zu ihnen zählen der *Löwenzahn,* die *Brennessel,* die *Birke,* die *Sandsegge,* der *Efeu* und der *Wacholder.* Im Rahmen ihres die Säfte klärenden Effektes wirken sie alle auch mehr oder weniger stark wassertreibend, besonders der Löwenzahn und der Wacholder. Der Löwenzahn heißt auf französisch sogar Pissenlit, was soviel wie »Mach ins Bett« bedeutet. Sicherheitshalber also sollte man am Abend keinen Tee trinken, der auch größere Anteile Löwenzahn beinhaltet. Der Wacholder entwickelt seine wassertreibende Wirkung direkt über das Nierengewebe, was aber auch Reizerscheinungen hervorrufen kann. Von der durch Sebastian Kneipp bekanntgewordenen Wacholderbeerenkur sollte man nur Gebrauch machen, wenn man nachweislich gesunde Nieren besitzt. Das stärkste heimische Antidyskratikum ist der Bittersüße Nachtschatten (Solanum dulcamara). Da er auch ernste Vergiftungserscheinungen auslösen kann – Erregungszustände und Zungenlähmung bei Überdosierung –, verwenden wir ihn in unserer Hausapotheke nicht.

Von den übrigen Mitteln sind die bekanntesten und einfachsten zugleich die besten: Löwenzahn, Brennessel und Birke. Als viertes wären die Bohnenschalen zu erwähnen, die Hülsen unserer gewöhnlichen Stangenbohnen. Auch sie entwickeln eine beachtliche wassertreibende Wirkung. Jede der Pflanzen hat ihre Besonderheiten:

Der *Löwenzahn,* von dem man meist Wurzel und Kraut zu gleichen Teilen verwendet, wirkt durch seinen Bitterstoff Taraxacin auch kräftigend, außerdem fördernd auf die Gallensekretion. Besonders muskel- und bindegewebsrheumatische Prozesse werden durch ihn günstig beeinflußt. Man zählt den Löwenzahn deshalb auch zu den antirheumatisch wirksamen Heilpflanzen.

Die *Brennessel,* von der man die Blätter verwendet, hat zusätzlich zu ihrer entschlackenden Wirkung eine allgemein regulierende: Innere Rhythmustörungen wie Menstruationsverschiebungen werden durch sie oft normalisiert. Eine besondere Beziehung hat sie gegenüber allen arbeitenden Zellen des Körpers: Leber, Niere, Bauchspeicheldrüse, Darmzellen und auch Herz scheinen ihre reinigende Wirkung besonders nutzen zu können.

Die *Birke,* von der man ebenfalls die Blätter verwendet, ist milder als Löwenzahn und Brennessel. Besonders älteren Menschen, denen im Rahmen einer Kur die »sanfte« Entwässerung lieber ist, ist sie als Hauptmittel zu empfehlen. Der Kreislauf wird durch sie nicht belastet, auch bei niedrigem Blutdruck verspürt man keine unangenehmen Nebenerscheinungen. Die Birke entzieht dem Körper nur gestautes Wasser, besonders wenn dieses lokal umschrieben gelagert ist, wie bei der Orangenhaut an den Hüften. Sind keine Stauungen vorhanden, dann kann man durch die Birke nicht zusätzlich austrocknen.

Die *Bohnenschalen* schließlich besitzen ein Glukokinin, die Guanidinaminovaleriansäure. Glukokinine haben einen gewissen positiven Einfluß auf den Zuckerstoffwechsel. Keinen so starken, daß man im Falle der Erkrankung wirklich damit rechnen könnte, eher einen unterstützenden und vorbeugenden. Jedenfalls tut man gut, Schnittbohnen (Fisolen) auch vermehrt als Nahrungsmittel zu nutzen. Das Glukokinin ist ebenso wie die entwässernden Wirkstoffe sowohl in den grünen wie auch in den weißen Bohnenschalen enthalten.
Es gibt, auf der Basis dieser Pflanzen, einige bewährte, einfache Mischungen für Frühjahrs- und Herbstkuren, aber auch für zwischendurch, wenn man spürt, daß der Schlackendruck wieder einmal zu groß ist. Die Zeichen dafür: Sichtbar fahle, oft großporige Haut mit Schwellungen da und dort; man ist bewegungsträg, spürt die eigene Muskulatur als Belastung und nicht als tätigkeitsfreudiges Instrument. Die Ausscheidungen sind öfter übelriechend als Ausdruck eines Entgiftungsversuches des Körpers. Man fühlt sich im Ganzen nicht sehr wohl – trotzdem wird bei einer Durchuntersuchung kein auffallender Befund erhoben. Wenn man auch psychische Ursachen ausschließen kann und man überdies selbst weiß, daß man in den letzten Monaten vermehrt geschlemmt hat (und so weiter), dann ist eine kurmäßige Entschlackung angebracht – in der Dauer von 2–6 Wochen.
Folgende Mischungen empfehlen sich:

a) *Löwenzahnwurzel mit Kraut* = Radix Taraxaci cum herba
Brennesselblätter = Folia Urticae
Birkenblätter = Folia Betulae
zu gleichen Teilen
Einzeldosis: 2 Teelöffel
Herstellung durch Überbrühen. 10 Minuten ziehen lassen, abseihen. 2–3mal täglich eine Tasse während der Kur.
b) *Birkenblätter* = Folia Betulae
Bohnenschalen = Legumina Phaseoli
Schlehdornblüten = Flores Pruni spinosi
zu gleichen Teilen
Einzeldosis: 2 Teelöffel
Herstellen durch Überbrühen, 10 Minuten ziehen lassen, abseihen. Zwei Tassen täglich während der Kur.

Bei dieser zweiten, milderen Mischung ist neben den beiden Antidyskratika Birke und Bohnenschale der Schlehdorn mitenthalten. Er zählt zu den Depurativa, das sind die eigentlichen »blutreinigenden« Mittel. Von Vorteil ist auch, daß der Schlehdorn zu den unschädlichen, milden Abführmitteln zählt. Bei einem allgemeinen Blutreinigungstee = Spezies depurativae ist diese Wirkung manchmal sehr erwünscht.
Oft ist der abführende Effekt einer Mischung sogar unerläßlich. Beim chronisch Verstopften, der schon deshalb verschlackt ist, ist das naturgemäß der Fall. Hier greift man zur klassischen Trias des Stoffwechseltees: Antidyskratikum + Abführmittel + blähungswidriges Mittel.

Ein Beispiel:
c) *Löwenzahnwurzel mit Kraut* = Radix Taraxaci cum herba
Brennesselblätter = Folia Urticae
Faulbaumrinde = Cortex Frangulae

Fenchelfrüchte = Fructus Foeniculi
zu gleichen Teilen
Einzeldosis: 2 Teelöffel
Herstellung durch Überbrühen. 10 Minuten ziehen lassen, abseihen. Zwei Tassen täglich während der Kur.

Der Faulbaum ist ein stärkeres, verläßlicher als der Schlehdorn wirkendes Abführmittel. Nicht so stark wie Aloe und Senna, aber doch ein emodinhaltiges Abführmittel (Seite 67/68). Man soll ihn nur fallweise oder, wie hier, in nicht zu großer Dosis über einen begrenzten Zeitraum verwenden. Dann ist sein Einsatz gerechtfertigt. Der Fenchel als blähungswidriges Mittel wurde auf Seite 38 besprochen.
Bei chronisch rheumatischen Erkrankungen benutzt man Mischungen wie die obigen auch über längere Zeiträume, über Monate und sogar Jahre. Dabei schiebt man allerdings Pausen ein, und auch ein Wechsel der Mischungen ist von Vorteil, da der Organismus auf diese Weise zu einem stets neuen Ansprechen veranlaßt wird. So erreicht man neben der Entschlackung auch eine Umstimmung des Körpers, was gerade bei chronisch-rheumatischen Geschehen von Vorteil ist. Dazu nutzt man die Zirkaseptanperiodik = 7-Tage-Schwingung unseres Körpers aus. Die einfachste Vorgangsweise zu diesem Zweck ist, wenn man sowohl die Länge der Einzelkuren als auch die der eingeschobenen Pausen in exakten Wochenlängen durchführt. Zum Beispiel:
2 Wochen Mischung A – 1 Woche Pause –
2 Wochen Mischung B – 1 Woche Pause –
2 Wochen Mischung C – 1 Woche Pause –
und dann wieder von vorne, allenfalls in anderer Reihenfolge und/oder größerer Anzahl von Wochen für Einzelkur bzw. Pause. Auf diese Weise entsteht in unserem Körper eine Art Schwingung, für die der exakt gewählte Kur-Pausen-

Wechsel als Zeitgeber wirkt – wie ein Metronom. Da unser Körper – wie eine gespannte Baßgeigensaite – auf eine bestimmte Grundschwingung eingestellt ist – auf 7 Tage, was eher zufällig unserer Woche entspricht –, tut man gut, wenn man für Wechselkuren dieser Art das exakte Wochenmaß als Einheit wählt. Ebenso wie andere Reiz-»Therapien«, ein richtig durchgeführter Saunabesuch etwa oder ein Fastentag, besser wirken, wenn man sie exakt auf den gleichen Wochentag legt, z. B. jeden Dienstag Sauna und jeden Freitag (Teil)Fastentag. Diese noch zu wenig bekannten Zusammenhänge lassen sich aus Untersuchungen über reaktive Rhythmen unseres Organismus ableiten. Der Wissenschaftszweig der chronobiologischen Ordnungslehre befaßt sich damit.

Nicht vergessen sollte man, daß auch die Küche einige Depurativa, blutreinigende Mittel, zur Verfügung hat. Das sind besonders die Frühlingskräuter; Brunnenkresse, Gartenkresse, Petersilie, Löwenzahnblätter und junge Brennessel sind die bekanntesten. Aber auch Schlüsselblumenblätter, Veilchenblätter, junge Spitz- und Breitwegerichblätter, Blätter und Knospen des Gänseblümchens, Blätter und Blüten der Vogelmiere und Geißfußblätter sind ausgezeichnete Blutreinigungsmittel für Frühjahrskuren. Den Geißfuß nennt man nicht umsonst auch Gichtkraut. Früher wurden Saftgemische dieser Pflanzen im Frühjahr von den Apothekern selbst hergestellt, wobei es sicher einiges an Geheimrezepten gab. Die Gemische hießen *Succus herbarum recentium* = Saft frischer junger Kräuter. Sie waren wegen ihrer Wirksamkeit sehr beliebt. Von einigen gibt es Frischpflanzenpreßsäfte im Handel. Sie sind empfehlenswert, insbesondere für eine Frühjahrskur in der Zeit von Mitte Februar bis April.

Neben diesen Antidyskratika und Depurativa zur Beseitigung bestehender Schlacken gibt es die sogenannten Haus- und Familienmischungen, welche eine milde vorbeugende Wirkung aufweisen. Bei der Zusammensetzung dieser Mischungen ist darauf Bedacht genommen, daß jedermann davon unbeschadet auch jahrelang Gebrauch machen kann; sogar Kindern sollen sie nicht schaden. Ein solcher Haus- und Familientee wird von Hugo Hertwig in seinem »Heilpflanzenbuch« vorgestellt als »Tee aus deutschen Blättern«:

Brombeerblätter = Folia Rubi fruticosi
Himbeerblätter = Folia Rubi idaei
Erdbeerblätter = Folia Fragariae
Schwarze-Johannisbeer-Blätter = Folia Ribis nigri
Schlehdornblätter = Folia Pruni spinosae
zu gleichen Teilen.
Einzeldosis: 1–2 Teelöffel
Herstellung durch Überbrühen. 10 Minuten ziehen lassen, abseihen. Als Haustee eine, zwei oder auch mehr Tassen täglich.

Der echte Tee nach Hugo Hertwig ist wie der chinesische Tee, als dessen Ersatz er ursprünglich auch hätte gelten sollen, fermentiert. Die Blätter läßt man dabei nach der Ernte vierzig Stunden welken, dann werden sie gerollt und unter feuchte Leintücher gelegt, wo sie nun mehrere Stunden garen. Danach werden sie rasch getrocknet. Nun bekommen sie eine schwarze Farbe und, durch den Fermentationsprozeß während der Gärung, bestimmte Geschmacksstoffe, die das Getränk auch zu einem Genußmittel machen. Der Fermentationsprozeß macht den Tee wohlschmeckend, für die Wirkung ist er jedoch von zweitrangiger Bedeutung. Diese ist leicht entschlackend, schützend vor Darminfektionen,

zugleich stuhlregulierend, durch Himbeere und Schlehdorn menstruationsregulierend, durch Johannisbeere gicht- und nierensteinvorbeugend.
Einen solchen Tee kann man wirklich jahrein, jahraus trinken. Ein besonderer Gedankengang ist dabei interessant: auch Hugo Hertwig weist darauf hin, daß ja vieles, was wir heute als Heilkraut ansehen, früher normales Nahrungsmittel des Menschen war. Bei den oben erwähnten »Frühlingskräutern« z. B. ist das ganz sicher der Fall. Mit der Entdeckung von Garten- und Ackerbau vor etwa 12 000 Jahren hat sich unsere pflanzliche Nahrungspalette eingeengt auf das, was sich leicht kultivieren ließ. Darüber kann auch die Vielzahl der inzwischen herausgezüchteten Unterarten und Sorten nicht hinwegtäuschen: Wir haben nur mehr das zur Verfügung, was insbesondere in Monokulturen gedeiht. Das sind nun die Pflanzen, welche dem Boden nicht allzuviel abnehmen. Beim Zinnkraut als Beispiel ist ein plantagenartiger Anbau ohne Substanzverluste nicht möglich: kein Boden hat soviel Silizium. Die Zinnkrautsprossen aber waren ein wichtiges Nahrungsmittel des Frühmenschen. Heute sind sie für uns verloren, ebenso wie viele andere Wildpflanzen, die sich nicht kultivieren ließen, gerade weil sie auf Grund ihres besonders konzentrierten Gehaltes an dem einen oder anderen Stoff nur vereinzelt oder in Gruppen, nicht aber in großflächigen Kulturen wachsen können. In dieser Hinsicht also scheint der Vollwert unserer Nahrung heute mangelhaft. Hertwig spricht auch von einem »Mangel an Wildpflanzen«. Dadurch würden uns viele natürliche Schutzstoffe gegen Krankheiten und Infektionen fehlen und deshalb Mangelkrankheiten, Allergien usw. ständig zunehmen. Eine bemerkenswerte Überlegung, wenn man daran denkt, daß alles, was wir heute als Tee oder Frischpflanzenpreßsaft zum Wohle unserer Gesundheit zu

uns nehmen, vom Menschen der Frühzeit verspeist wurde – in jenen kleinen notwendigen Dosen, welche die Wirksamkeit garantieren.
Hertwig: »Wir müssen einsehen lernen, und zwar im Interesse der Gesundheit unserer Kinder und unserer eigenen, daß ein Tee von Pflanzen, die aus heimischem Boden stammen, auch bekömmlich ist, daß er viele Stoffe enthält, die uns vielleicht in der täglichen Nahrung verlorengehen, und uns auch vor Krankheiten schützen.«

Ein weiterer Haustee, der zumindest fallweise über längere Zeit genommen werden sollte, ist ein *Kieseltee:*
Zinnkraut =- Herba Equiseti
Hohlzahnkraut = Herba Galeopsidis
Vogelknöterichkraut = Herba Polygoni
Einzeldosis 2 Teelöffel
Herstellung durch Überbrühen, etwas Honig hinzufügen, umrühren, dann erst 10 Minuten ziehen lassen, abseihen.
Zwei Tassen täglich, als Kur von mindestens 4 Wochen.
Dieser Tee erhöht die allgemeine Widerstandskraft des Körpers und insbesondere die seines Bindegewebes. Der Hauptwirkstoff ist die Kieselsäure bzw. das diese bildende Silizium. Genaugenommen ein Nährstoff, von dem unsere steinzeitlichen Vorfahren sicher mehr in ihrer Nahrung hatten als wir heute – Gräsersamen, Wegeriche – und Kieselpflanzen wie jene drei, die unseren Tee bilden, gehörten zu ihrem Sammelgut.
Die Kieselsäure ist für das Bindegewebe das, was das Eisen für die Blutkörperchen, der Phosphor für die Nerven und das Kalzium für die Knochen sind: wesentlicher Bestandteil sowohl der Form als auch der Funktion. Auffallend ist, daß vorwiegend solche Körpergewebe Kieselsäure annehmen, welche die geringste Blut- oder Saftverbindung mit dem

übrigen Organismus besitzen: Bindegewebe, Knorpel, Knochen, Sehnen, Haare, Nägel, auch Narben. Je »unorganischer« ein Gewebe, desto mehr Kieselsäure bzw. Silizium braucht es.

Der Tee aus Zinnkraut, Hohlzahn und Vogelknöterich wurde um die Jahrhundertwende als ein Hauptmittel bei der Lungentuberkulose angewandt. Die Wirkung war gewiß »bescheiden«, wie es heißt, aber doch merkbar. Sie bestand in der Hebung der allgemeinen Widerstandskraft des Körpers und wohl auch in der besseren Abdichtung der Kavernen. Die Tuberkulose ist bei uns weitgehend verschwunden, aber eine Hebung der allgemeinen Widerstandskraft können wir immer noch gebrauchen, und auch eine bessere Abdichtung. Was der Tee bei Kavernen macht, das bringt er auch bei anderen Herden, die es im Körper geben kann, zumindest so weit zusammen, daß man sie nicht übermäßig spürt.

Das Beifügen von etwas Honig *vor* dem Ziehenlassen hat seine Bedeutung: Man hat festgestellt, daß in Anwesenheit von Zuckermolekülen das Silizium bedeutend besser aus den Pflanzen gelöst werden kann.

Löwenzahnwurzel mit Kraut, Brennesselblätter Birkenblätter

zu gleichen Teilen
Entschlackung
Einzeldosis: 2 Teelöffel überbrühen, 10 Min. ziehen
2–3 Tassen tägl. Kurmäßig
Datum: . . . . . .

Birkenblätter
Bohnenschalen
Schlehdornblüten

zu gleichen Teilen
Entschlackung
Einzeldosis: 2 Teelöffel überbrühen, 10 Min. ziehen
2 Tassen tägl. Kurmäßig
Datum: . . . . . .

Löwenzahnwurzel mit Kraut
Brennesselblätter
Faulbaumrinde
Fenchelfrüchte

zu gleichen Teilen
Entschlackung/mittelstark abführend
überbrühen, 10 Min. gedeckt ziehen
2 Tassen tägl. während einer begrenzten Kur, kein Dauertee
Datum: . . . . . .

Brombeerblätter
Himbeerblätter
Erdbeerblätter
Schwarze-Johannisbeer-Blätter
Schlehdornblätter

zu gleichen Teilen
Haus- und Familientee, Vorbeugung und Entschlackung
Einzeldosis: 1–2 Teelöffel überbrühen, 10 Min. ziehen
Kurmäßig oder Dauertee
Datum: . . . . . .

Zinnkraut
Hohlzahnkraut
Vogelknöterichkraut

zu gleichen Teilen
Kieseltee, Widerstandskraft
Einzeldosis: 2 Teelöffel überbrühen, Honig beifügen, umrühren, dann erst ziehen lassen
2 Tassen täglich, kurmäßig
Datum: . . . . . .

Badezusätze und Gurgelmittel

Die häufigste Form des warmen Bades – das ist das Bad, in dem die therapeutische Wirkung von Badezusätzen am häufigsten genutzt wird –, ist im Hausgebrauch sicher das Vollbad. Man kann es bei einer Reihe von Störungen kurmäßig einsetzen, sollte aber einige Richtlinien beachten:

1. Die *Badetemperatur* sollte 37 °Celsius bei einem Bad mit Zusätzen nicht überschreiten. Sonst kommt zur Belastung durch Überwärmung und Wärmestau die zusätzliche Belastung des angeregten Zellstoffwechsels. Überwärmungsbäder, auch Schlenzbäder genannt (nach der Tirolerin Maria Schlenz), sollten nur über Anordnung und nach Zustimmung des Arztes durchgeführt werden. Es hat da schon arge Pannen gegeben.
2. Die *Badedauer* sollte 20 Minuten nicht überschreiten. Die erwünschte Wirkung ist nach dieser Zeit bereits erreicht. Überlange Kräuterbäder, wie sie Sebastian Kneipp vornehmen ließ, erfordern ein entsprechendes Mehr an Erholungszeit nach dem Bad. Das kann in einem Kurhaus durchaus in das Programm passen. Bei hausgemachten Bädern ist davon abzuraten.
3. Nach dem warmen Bad, bei dem man die Temperatur von knapp 37° durch Nachfüllen von heißem Wasser gehalten hat, sollte grundsätzlich eine ganz kurze, kalte *Nachwaschung* erfolgen. 10–20 Sekunden sind richtig. Kurzes Abduschen oder Befeuchten des ganzen Körpers mit einem in kaltes Wasser getauchten Frottiertuch. Diese kalte Nachanwendung dient dem reflektorischen Schließen der im war-

men Wasser *passiv* erweitert gewesenen Gefäße. Das wird unterbrochen. Kurz darauf wollen sich die Gefäße *aktiv* erweitern – das ist das angestrebte Ziel. Aber jetzt muß die Kältezufuhr bereits wieder beendet sein, denn sonst verharren die Gefäße im verengten Zustand.

4. Die *Ruhepause* nach dem Bad sollte mindestens 30 Minuten, besser eine Stunde dauern. Man braucht sie, damit die durch das Kräuterbad eingeleiteten Regulationsmechanismen ungestört auslaufen können. Die Ruhepause sollte in einem vorgewärmten Bett oder zumindest auf einer bequemen Liege verbracht werden.

5. Die *Häufigkeit des Bades* wird mit 2–3mal in der Woche angesetzt. Intensive Bäder, wie Heublumenbäder eher seltener, während man milde Bäder (wie das Zinnkrautbad) häufiger anwenden kann.

6. Die *therapeutisch besten Erfolge* mit warmen Bädern erzielt man am Vormittag. Das entspricht unserem zirkadianen thermischen Rhythmus = Tagestemperaturrhythmus, der zwischen 3 Uhr und 15 Uhr seine sogenannte Aufheizungsphase durchzieht. Hier sind warme Bäder günstig. Von 15 Uhr bis 3 Uhr folgt die »Entwärmungsphase« unseres Körpers. Hier wären warme Bäder nicht ganz so rhythmusgerecht. Auf manche Menschen wirken abendlich durchgeführte warme Bäder deshalb auch einschlafhindernd.

1. Die aromatischen Kräuterbäder

Als Badezusatz nimmt man den Absud oder den Badevollextrakt von Pflanzen mit ätherischen Ölen = Duftölen. Diese wirken auf den Riechnerv, welcher den Reiz weiterleitet. So kommt es – je nach Art der Pflanze – zu spezifischen Erregungen oder Dämpfungen. Die Beeinflussungen lassen sich bei der Gehirnstromableitung nachweisen. Diese direkte Wirkung macht einen guten Teil des Effektes aus. Die ätherischen Öle werden aber auch durch die Haut aufgenommen und entfalten auf diese Weise neben einer lokalen Reiz- oder Beruhigungswirkung auch jene allgemeinen Effekte, die den verschiedenen Pflanzen eigen sind.

a) Aromatische Badezusätze mit beruhigender Wirkung

1. Das Melissenbad:

Es wirkt vorzüglich bei Menschen, die unter nervöser Reizüberflutung leiden und bei denen sich die Beschwerden auf die Organe schlagen – Herz, Magen, Darm, Kehle usw. Auch psychische Erschöpfung mit Einschlafstörungen durch allgemeine Unruhe und unbestimmte Angstzustände sind ein Gebiet für die Melisse. Man verwendet am besten einen gebrauchsfertigen Vollextrakt. Oder man setzt das reine Melissenöl – Oleum Melissae – in einer Menge von 1–2 Eßlöffeln dem Badewasser zu.

2. Das Baldrianbad:

Es wirkt ebenfalls beruhigend und schlaffördernd, wobei im Unterschied zur Melisse eher jener Typ auf den Baldrian besonders anspricht, dem das innere Gleichgewicht durch Nachgrübeln über die Zukunft abhanden gekommen ist und der dann unter Erwartungsangst leidet. So hat schon manchem ein Vollbad mit Baldrian am Vortag eines Prüfungstermins geholfen. Man verwendet am besten einen der handelsüblichen Vollextrakte. Wenn man die Baldrianwurzel selbst verwerten will, braucht man für ein Vollbad etwa 100 g, welche zehn Stunden lang in einem Liter Wasser kalt ausgezogen werden.

3. Das Lavendelbad:
Es hat eine harmonische Wirkung: beruhigend und anregend zugleich. Deshalb kann man es besonders einsetzen, wenn man unter Tagesmüdigkeit leidet. Günstig beeinflußt werden durch den Lavendel auch nervös ausgelöste Atembeschwerden, nervöse Sprachstörungen und nervöser Husten. Da der Lavendel die Haut strafft, verleiht das Bad ein jugendliches Aussehen. Ganz besonders, wenn man es mit dem Rosmarin zum »Badewasser der Königin von Ungarn« mischt.
Auch von Lavendel gibt es fertige Vollextrakte. Wer die Blüten verwenden will, nimmt 50–100 g. Mit einem Liter Wasser kalt ansetzen, zum Sieden erhitzen und kurz aufwallen lassen. Vom Herd nehmen und 20 Minuten gedeckt ziehen lassen. Dem Badewasser zusetzen.

b) Aromatische Badezusätze mit anregender Wirkung

1. Das Rosmarinbad:
Es enthält den Rosmarinkampfer, der besonders bei erschöpften Menschen, die zum Blutunterdruck neigen, beachtlich wirkt. Kreislauf und Nerven werden gekräftigt. Einen günstigen Einfluß hat das Rosmarinbad auch für die Muskulatur; muskelrheumatische Schmerzen sowie die Folgen nach Überanstrengung oder Prellungen und Verstauchungen werden nachhaltig gebessert. Es gibt von Rosmarin sehr gute Vollextrakte. Wer die Blätter verwenden will, nimmt davon 40–100 g und setzt sie mit einem halben bis einem Liter Wasser kalt an. Zum Sieden erhitzen, kurz aufwallen lassen, vom Herd nehmen und etwa 20 Minuten gedeckt ziehen lassen. Wie die anderen anregenden Bäder »Königin von Ungarn« und »Kalmus« nimmt man sie wegen ihres oft stark tonisierenden Effektes am Vormittag, es

sei denn, man plant eine längere abendliche Unterhaltung, wie die Königin von Ungarn seinerzeit selbst.

2. Das »Badewasser der Königin von Ungarn«:

Es besteht aus drei Teilen Rosmarin und einem Teil Lavendel. Sein Name soll sich von einer 72jährigen Königin von Ungarn herleiten, die durch dieses Gemisch frisch und munter wurde, so daß ihr der König von Polen spontan einen Heiratsantrag machte. Dieses Bad ist dann besonders wirksam, wenn allgemeines Zerschlagenheitsgefühl vorliegt. Auch eine potenzsteigernde Wirkung wird ihm nachgesagt.

3. Das Kalmusbad:

Auch der Kalmus wirkt allgemein kräftigend und ist vorzüglich wirksam gegen Schwächezustände in der Rekonvaleszenz nach überstandenen Krankheiten, bei Anämien und Stoffwechselleiden. Besonders günstig ist die Wirkung bei Appetitlosigkeit. Bei der vegetativen Erschöpfung mit innerem Frösteln, Schweißausbrüchen und Nervosität wird das Kalmusbad für die »Wochenendkur« eigens empfohlen. Man nimmt Samstag und Sonntag morgens das Bad und ruht anschließend eine Stunde im Bett nach. Auch vom Kalmus gibt es fertige Badezusätze. Wenn man das Bad selbst bereiten will, braucht man 100 g ungeschälten Kalmuswurzelstock, der zehn Minuten lang in einem Liter Wasser gekocht werden soll.

c) Aromatische Badezusätze mit sonstiger Wirkung

1. Das Thymianbad:

Es wirkt krampfstillend und erweiternd auf die Bronchien. Einerseits durch Einatmung des Duftöles im Bad, andererseits, weil die Wirkstoffe durch die Haut gut aufgenommen und über die Lungen wieder ausgeschieden werden. So entfaltet es seine Wirkung, von beiden Seiten kommend, an Ort und Stelle. Man verwendet dieses Bad bei chronischem Husten, Reiz- und Krampfhusten und bei der Lungenblähung. Man benutzt den fertigen Badezusatz oder stellt sich den Zusatz selbst aus 100 g Thymiankraut her: mit einem Liter siedendem Wasser überbrühen, 20 Minuten gedeckt ziehen lassen, abseihen und dem Vollbad zusetzen.

2. Das Kamillenbad:
Seine Hauptwirkung bezieht sich auf Haut und Hämorrhoiden. Schlecht heilende Wunden, juckende Ekzeme und Schrunden werden günstig beeinflußt. Bei den Hämorrhoiden wirkt das Kamillenbad krampflösend und entzündungshemmend. Es gibt eigene Badekamillen = Chamomillae pro balneo. Von ihnen nimmt man 100 g für ein Vollbad. Mit einem Liter siedendem Wasser überbrühen, 15 Minuten gedeckt ziehen lassen, abseihen und dem Bad zusetzen. Gebräulicher sind die fertigen Badezusätze, während man die Badekamillen gerne für lokale Dämpfe verwendet. Bei Hämorrhoiden z. B. gibt man 50 g Badekamille in einen großen Topf oder besser in die Versenkung eines Leibstuhles und gießt etwa zwei Liter siedendes Wasser darüber. Anschließend setzt man sich darauf und dichtet mit Tüchern gut ab.

3. Das Schafgarbenbad:
Ähnlich dem Kamillenbad wirkt es auf Hauterkrankungen. Das verwundert nicht, denn ein Hauptwirkstoff, das Cham-Azulen, ist ja bei beiden Pflanzen derselbe. Durch einen zusätzlichen Bitterstoff mit kräftigender Wirkung aber ist die Schafgarbe eine spezielle Badepflanze für Frauen: Krämpfe und schmerzhafte Zustände im kleinen Becken werden günstig beeinflußt. Man führt zu diesem Zweck sowohl Sitz-

bäder als auch Vollbäder durch. Meist empfiehlt sich einer der fertigen Badezusätze. Ansonsten verwendet man 50–100 g Schafgarbenkraut und überbrüht es mit einem Liter siedendem Wasser. 20 Minuten ziehen lassen, abseihen und dem Badewasser zusetzen.

4. Das Fichtelnadelbad:

Von allen Bädern ist es sicher das bekannteste. Sein Anwendungsgebiet ist breit: von der allgemeinen Umstimmung durch Reizwirkung über die Wirkung bei rheumatischen und neuralgischen Geschehen bis zur Beruhigung. Es gibt drei Arten des Fichtennadelbades:

a) Das Fichtennadel-Vollbad: Es enthält neben den Duftölen 15% Gerbsubstanzen. Hergestellt wird es aus Fichtennadeln und aus kleinen Zweigen.

b) Das Lohtannin-Bad: Es wird aus der Baumrinde hergestellt und hat einen höheren Gerbstoffgehalt: bis 30%. Deshalb ist die umstimmende Reizwirkung auch ausgeprägter. Man nimmt dieses Bad bei schwer beeinflußbaren chronisch-rheumatischen Beschwerden.

c) Das Fichtennadelholzbad: Es wird aus dem Holz der Bäume gewonnen und enthält nur geringe Mengen von Duftölen.

Im allgemeinen verwendet man fertige Badezusätze, insbesondere da die Selbstzubereitung aus kleingehacktem Material wie Nadeln, Reisig, Zapfen, Holz und Rinde äußerst kompliziert ist. Außerdem wurde festgestellt, daß die Duftöle in den käuflichen Extrakten am besten enthalten sind. Bei der langwierigen hausgemachten Zubereitung gehen sie zum guten Teil verloren.

5. Das Heublumenbad:

Heublumen sind die getrockneten Blüten, Blätter, Gräser und Samen einer Wiese. Der typische Geruch der Heublumen stammt vom Ruchgras = Anthoxantum odoratum. Das von diesem beim Verwelken abgespaltene Cumarin, eine kampferähnliche Substanz, macht einen guten Teil der Wirkung aus. Heublumen entwickeln eine beachtliche ableitende Wirkung von Gelenkserkrankungen in die Haut. Sie sind manchmal zu intensiv und »heizen« entzündliche Beschwerden auf. Dasselbe gilt vom *Heublumensack.* Dieser dient der Behandlung kleinflächiger Verspannungen der Muskulatur, besonders im Kreuzbereich und im Nacken. Üblicherweise handelt es sich um einen Leinensack, den man zu dreiviertel mit Heublumen füllt und mit siedendem Wasser überbrüht. Man beläßt ihn etwa 10 Minuten im heißen Wasser und preßt ihn anschließend zwischen zwei Brettern gut aus, damit das überschüssige Wasser abfließen kann. Es gibt auch eine eigene Heublumensackpresse. Ein Heublumensack darf 42 °C nicht überschreiten, sonst kann es Brandwunden geben. Man mißt mit einem Fieberthermometer in einer Falte des Heublumensackes. Wenn alles stimmt, wird der Sack an die schmerzende Stelle gelegt und mit einem Wickeltuch befestigt. Verweildauer: 40 Minuten. Es gibt neben dieser Art, welche durch Überbrühen gebrauchsfertig ist, auch eine Trockenvariante. Diese wird in einem Backofen erhitzt. Für das Heublumenbad gibt es brauchbare Fertigzusätze. Ebenso wie beim Fichtennadelbad sind sie der selbstbereiteten Abkochung überlegen, da bei letzterer ein Teil der Duftöle verlorengeht.

2. Die Kieselsäurebäder

Sie wirken auf Grund ihres Gehaltes an Kieselsäure: vorwiegend lokal anregend, im Sinne einer besseren Durchblutung der Haut. Man verwendet sie bei chronischen Hauterkrankungen, bei Gefäßstörungen, insbesondere durch Frostschäden. Daneben ist ihnen eine antirheumatische und eine allgemein gewebskräftigende Wirkung eigen.

1. Das Zinnkrautbad:
Man verwendet den fertigen Badezusatz oder stellt diesen selbst her: 100 g frisches oder getrocknetes Kraut in einem Liter Wasser kalt ansetzen und zum Sieden erhitzen. Dann 15 Minuten auf kleiner Flamme kochen, 15 Minuten ziehen lassen. Abseihen und dem Vollbad zusetzen.
2. Das Haferstrohbad:
Es hat eine breite Wirkung, denn einerseits zählt es zu den Kieselsäurebädern, andererseits besitzt es einen guten antirheumatischen Effekt und eine umstimmende Wirkung, ähnlich den Heublumen, nur schwächer. Und schließlich hat es – ähnlich dem Lavendel – auch eine beruhigende und krampflösende Wirkung. So gesehen, ist das Haferstrohbad ein hervorragendes Basisbad mit gedämpften Einzelwirkungen, aber breitem Spektrum. Man kann es auch mit jeder anderen der beschriebenen Pflanzen mischen – je nachdem, welche der Wirkungen man betonen möchte. Auch hier verwendet man einen fertigen Badezusatz, oder man bereitet den Extrakt selbst: 300–500 g gehächseltes Haferstroh werden in 2 Litern Wasser kalt angesetzt und zum Sieden erhitzt. Nun läßt man 30 Minuten auf kleiner Flamme kochen, seiht ab und setzt den Absud dem Vollbad zu.

Gurgel- und Mundspülmittel

Für unsere Zwecke teilt man sie am besten in entzündungshemmende, in schleimstoffbildende und in gerbstoffhaltige Gurgel- und Mundspülmittel ein.

1. Entzündungshemmende Gurgel- und Mundspülmittel

Sie sind bei akuten Entzündungen von Hals und Rachen die richtigen Mittel. Aus der großen Anzahl von wirksamen Absuden und Tinkturen wählen wir für unsere Hausapotheke folgende fünf aus: die *Kamille,* den *Salbei,* die *Arnika,* das Bienenprodukt *Propolis* und *Wasserstoffsuperoxyd.* In der Wirkung ergänzen sie einander, da jedes seine besonderen Stärken hat. Deshalb sind auch Mischungen oft durchaus sinnvoll.

a) Die Kamille

Sie ist bei akuten Entzündungen meist das erste Mittel, zu dem wir greifen. Man gurgelt stündlich mit heißem Kamillentee, oder man benutzt den Fluidextrakt = Extractum Chamomillae fluidum, von dem man 10 Tropfen auf ein Glas heißes Wasser gibt. Auch Fertigpräparate der Kamille, wie Kamillosan, sind zweckdienlich. Hier ist die Dosis meist ein Teelöffel.

b) Der Salbei

Er wird bei akuten Entzündungen des Mund- und Rachenraumes für sich allein genutzt, häufiger noch der Kamille beigemischt; entweder als Teegemisch oder als das früher sehr bekannt gewesene Gargarisma Chamomillae compositum, als das (durch den Salbei) erweiterte Kamillen-Gurgelwasser. Dabei werden die Fluidextrakte beider zu gleichen Teilen gemischt. Man nimmt 20–30 Tropfen auf ein Glas warmes Wasser zum Mundspülen und Gurgeln. Während bei der Kamille der entzündungshemmende Effekt ihrer Hauptwirkstoffe Cham-Azulen und Bisabolo im Vordergrund steht, entwickelt der Salbei eine besondere krampflösende Wirkung; außerdem hemmt er den Speichelfluß. Dadurch wird manchem Bakterium der Nährboden entzogen.

c) Die Arnika

Sie regt die Durchblutung der Schleimhäute an und steigert deren Abwehrfunktion. Bei der gewöhnlichen Mandelentzündung ist sie eines der besten Gurgelmittel. Gewöhnlich bedient man sich der Arnika-Tinktur, von der man einen Teelöffel auf ein Glas lauwarmes Wasser gibt. Man versucht, so weit als möglich nach unten in den Rachen zu gurgeln. Hinunterschlucken aber sollte man die Lösung nicht, denn als innerlicher Gebrauch wäre ein Teelöffel der Arnika-Tinktur bereits eine Überdosierung (verursacht Magen- und Darmstörungen sowie Herzklopfen mit Beklemmung). Bei hartnäckigen Halsschmerzen, denen Abszesse zugrundeliegen können, erreicht man mit halbstündlich abwechselndem Gurgeln von Arnika und Kamille oft eine spontane Abszeßentleerung mit schlagartiger Erleichterung. Allerdings wird man sich in solchen Fällen mit seinem Arzt besprechen.

d) Die Propolis

Propolis ist ein Bienenprodukt. Die Bienen verarbeiten das Harz von Bäumen mit Hilfe von Fermenten und gewinnen ein wachsähnliches Material, mit dem sie den Eingang ihres Stockes verkleiden oder störende Fremdkörper in der näheren Umgebung überziehen. Auf diese Weise werden Viren, Bakterien und Schmarotzerpilze vom Stock abgehalten, denn die Propolis wirkt antibiotisch. Wenn wir die Propolis als Mundspül- und Gurgelmittel verwenden, dann machen wir genaugenommen das gleiche wie die Bienen: Wir verkleiden unsere Eingangspforte und schützen sie vor Keimen. Man könnte die Propolis als ein entzündungshemmendes Gurgelmittel mit ausgeprägter antiinfektiöser Wirkung bezeichnen. Man benutzt die *Tropfen:* etwa einen Teelöffel auf ein Glas Wasser. Eine zweite Möglichkeit:

10 Tropfen auf ein Stück Brot geben und gut kauen. Das entspricht in etwa einer Lutschtablette, wobei die natürliche Antibiotika der Propolis zur Geltung kommen. Sehr bewährt ist diese Vorgangsweise als vorbeugende Maßnahme: Man führt sie in der kritischen Jahreszeit vor dem zu erwartenden Infekt dreimal täglich durch. Schließlich wird die Propolis ja auch von den Bienen in erster Linie vorbeugend verwendet, damit Keime gar nicht erst in den Stock gelangen. Die Propolis kann man ohne weiteres auch schlucken – die Wirkung wird dadurch sogar verstärkt.

d) Wasserstoffsuperoxyd

Es wirkt vor allem dann, wenn sauerstoffempfindliche Bakterien bekämpft werden sollen. Das ist bei manchen Formen von Mundschleimhautentzündung der Fall. Man nimmt einen Teelöffel Wasserstoffsuperoxyd auf ein Glas Wasser. Auch das Mischen mit Kamille wird gern geübt: Einen Teelöffel Wasserstoffsuperoxyd in den fertigen Kamillentee oder zusammen mit einem Teelöffel Kamillosan in ein Glas Wasser.

2. Schleimstoffbildende Mittel

Sie sind dann von Vorteil, wenn bei akuten Entzündungen die Schleimhaut besonders schmerzhaft und empfindlich ist. Während des Gurgelns legt sich ein schützender Schleimfilm über die entzündeten Stellen von Mund und Rachen. Unter diesem Film können Ausheilprozesse ungestörter vor sich gehen. Bei unserer Hausapotheke beschränken wir uns auf zwei der stärksten Schleimstoffmittel, den Eibisch und die Malve.

a) Der Eibisch

Mit 35% Schleimstoffen ist die Eibischwurzel das diesbezüglich stärkste Mittel überhaupt. 50 g Eibischwurzeln werden in einem Liter Wasser kalt angesetzt, zum Sieden erhitzt, 5 Minuten kochen, 15 Minuten ziehen lassen. Mehrmals täglich gurgeln oder mundspülen.

b) Die Malve

Sie enthält neben reichlich Schleimstoffen auch Gerbstoffe, bildet also den Übergang zur nächsten Gruppe. Man verwendet die große Malve = Malva silvestris, in der Volksmedizin bevorzugt die kleine Malve = Malva neglecta, auch Käsepappel genannt. Bereitet wird der Absud: 50 g eines Gemisches von Blüten und Blättern werden in einem Liter Wasser kalt angesetzt, zum Sieden erhitzt, 5 Minuten kochen lassen, 15 Minuten ziehen lassen. Mehrmals täglich gurgeln oder mundspülen.

3. Gerbstoffmittel

Gerbstoffmittel werden bei chronischen Zuständen eingesetzt, bei hartnäckigen Entzündungen von Mund und Rachen, auch beim Raucherkatarrh. Häufig wird es günstig sein, abwechselnd Gerbstoffmittel und schleimstoffbildende Mittel zum Gurgeln zu verwenden. So kommt am ehesten ein geordneter Ausheilprozeß in Gang. Für unsere Hausapotheke kommen in erster Linie die *Blutwurz* und die *Heidelbeere* in Frage.

a) Die Blutwurz

Die Blutwurz, auch Tormentille genannt, enthält bis zu 20% Gerbstoffe; das ist der weltweit höchste Wert. Zusätzlich einen antibakteriell wirksamen Farbstoff, das Tormentillrot. Von ihm hat sie ihre im Querschnitt rote Farbe. Für

Gurgelzwecke verwendet man den Absud: 6 Eßlöffel Blutwurzwurzel in einem Liter kaltem Wasser ansetzen, zum Sieden erhitzen, 5 Minuten kochen lassen, 15 Minuten ziehen lassen. Mehrmals täglich gurgeln oder mundspülen.
Einfacher ist die *Tinktur* = Tinctura Tormentillae zu verwenden. Man nimmt einen Teelöffel auf ein Glas Wasser. Bei Zahnfleischentzündungen kombiniert man die Blutwurz-Tinktur mit der Myrrhen-Tinktur zu gleichen Teilen. Diese Kombination wird unverdünnt für Zahnfleisch- und Wangenschleimhautpinselungen verwendet.

b) Die Heidelbeere

Die Früchte der Heidelbeere enthalten ebenfalls Gerbstoffe, zusätzlich einen antibakteriellen Farbstoff aus der Gruppe der Anthocyane, ebenso wie das Tormentillrot der Blutwurz. Der Farbstoff saugt sich in den Bakterienleibern fest. Deren Entwicklung und Vermehrung wird dadurch gehemmt. Die Zubereitung ist einfach, aber bewährt: 6 Eßlöffel getrockneter Heidelbeeren werden in einem Liter Wasser kalt angesetzt. Zum Sieden erhitzen, 5 Minuten kochen lassen, 15 Minuten ziehen lassen. Wenn der Absud schwarzblau ist, dann ist er richtig. Wenn nicht, dann muß man länger kochen lassen oder mehr Heidelbeeren nehmen. Mehrmals täglich gurgeln oder mundspülen. Der Heidelbeerabsud besitzt eine auffallend gute schmerzstillende Wirkung.

Literaturverzeichnis

Böhmig, Ulf, Das große Buch der natürlichen Heilkunde, Wien 1981.
Böhmig, Ulf, Naturnahe Behandlung Rheumaschmerz und Gicht, Wien 1982.
Böhmig, Ulf, Naturnahe Behandlung Schlafstörungen, Streß und Nervosität, Wien 1982.
Böhmig, Ulf, Naturnahe Behandlung Stoffwechsel und Verdauung, Wien 1982.
Böhmig, Ulf, Naturnahe Behandlung Entschlackungs- und Entgiftungskuren, Wien 1983.
Böhmig, Ulf, Naturnahe Behandlung Rückenschmerzen, Bandscheiben und Ischias, Wien 1983.
Böhmig, Ulf, Naturnahe Behandlung Husten, Schnupfen, Heiserkeit, Wien 1984.
Brauchle, Alfred, Das große Buch der Naturheilkunde, Gütersloh 1977.
Braun, Hans, Heilpflanzenlexikon für Ärzte und Apotheker, Stuttgart 1981.
Brüggemann, Wolfgang, Hrsg., Kneipptherapie, Berlin 1980.
Dennig, Helmut, Lehrbuch der inneren Medizin, Stuttgart 1954.
Furlenmeier, Martin, Wunderwelt der Heilpflanzen, Eltville 1978.
Graupe, F./*Koller*, S., Delikatessen aus Unkräutern, Wien 1983.
Hadorn, Walter, Lehrbuch der Therapie, Bern 1983.
Hänsel, R./*Haas*, H., Therapie mit Phytopharmaka, Berlin 1983.
Hegglin, R./*Siegenthaler*, W., Geheimnisse und Heilkräfte der Pflanzen, Zürich 1978.
Hegglin, R./*Siegenthaler*, W., Differentialdiagnose innerer Erkrankungen, Stuttgart 1980.
Hertwig, Hugo, Das Heilpflanzenbuch, Berlin 1954.
Hertwig, Hugo, Homöopathisches Repetitorium, Karlsruhe 1980.
Jäkel, R., Der praktische Hausarzt, Niedernhausen 1981.
Kneipp, Sebastian, Meine Wasserkur, München 1976.

Kneipp, Sebastian, So sollt ihr leben, München 1976.
Lassel, M., Kräutergold, Rosenheim 1957.
Kuschinsky, K. / *Kullmann*, H., Pharmakologie, Stuttgart 1972.
Mességué, Maurice, Das Mességué Heilkräuterlexikon, Wien 1976.
Meyer-Camberg, Ernst, Das praktische Lexikon der Naturheilkunde, München 1977.
Mezger, Julius, Gesichtete homöopathische Arzneimittellehre, Heidelberg 1981.
Neuthaler, Heinrich, Das große Kräuterbuch, Salzburg 1978.
Pahlow, Manfried, Das große Buch der Heilpflanzen, Stuttgart 1979.
Schettler, Gotthard, Hrsg., Innere Medizin, Stuttgart 1980.
Weidinger, Hermann Josef, Heilkräuter, Wien 1981.
Weiss, Rudolf Fritz, Lehrbuch der Phytotherapie, Stuttgart 1982.

Knaur

Die alternative Hausapotheke

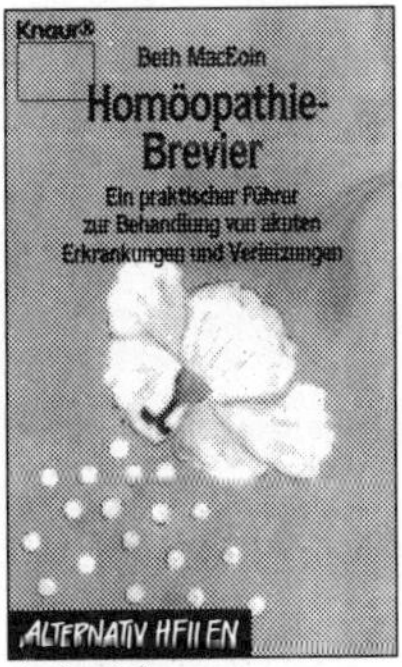

(76062)

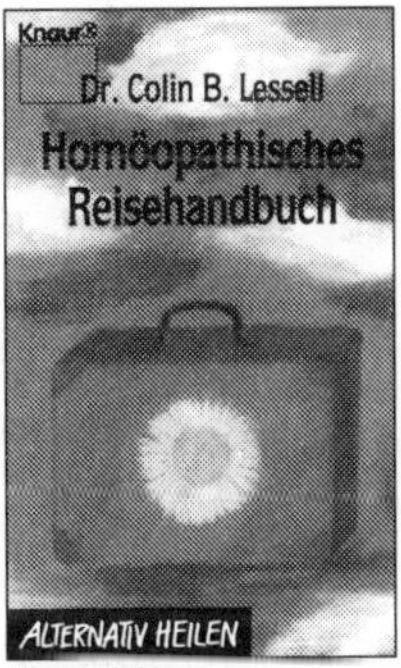

(76065)

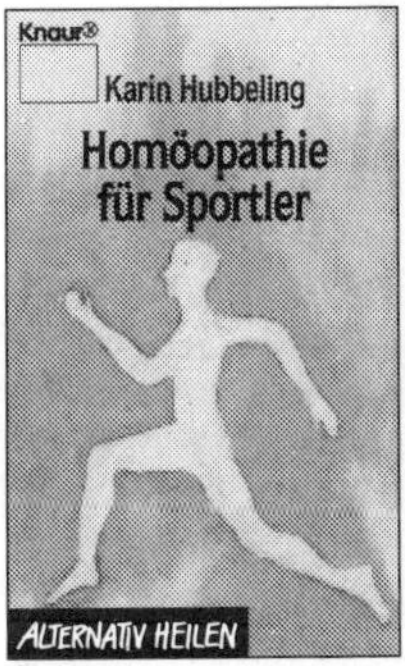

(76064)

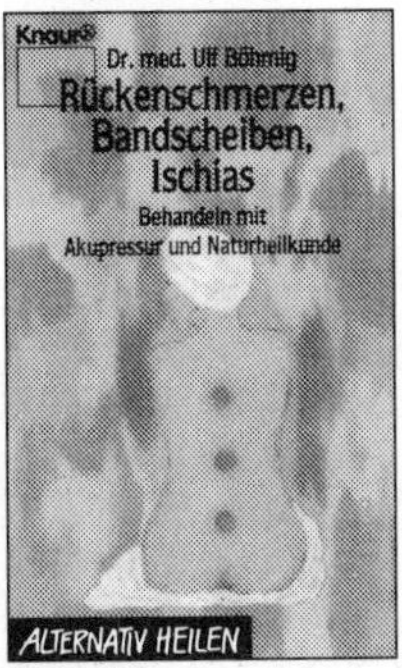

(76046)

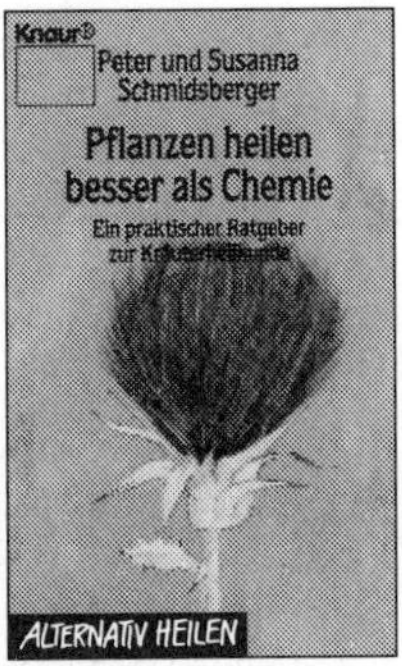

(76058)

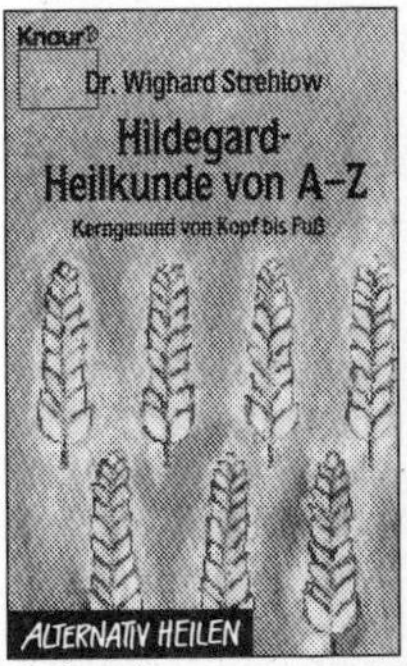

(76035)